健康行動論

鍋谷 照

大学教育出版

本書の発刊を祝して

　時は黙って過ぎていたのだ。わが愛弟子鍋谷君が教科書として1冊の本を書くという。何か自分の教育の軌跡を振り返るようなこわさがある一方、鍋谷君の豊かな発想力の展開が楽しみでもある。鍋谷君は学生時代から授業に出ても教える人の側に立って聴いていますと言っていた。

　この言葉にヒントを得た私は、自分の授業の大半の時間を学生に与えて、教壇に立つ者としての厳しい訓練を強いた。学生自身に先生を体験させたのである。鍋谷君のすばらしい授業展開に驚嘆した私は、「君はそのまま高校の先生が勤まるヨ」と言ったことを昨日のことのように思い出す。

　ところが鍋谷君は高校の先生になることはなく、九州大学の大学院へと進んだ。彼はもっと先を見つめていたのである。

平成24年3月吉日

日本体育大学名誉教授
長田　一臣

はじめに

科学技術と利便性

　私たちの住む社会は、目覚ましい勢いで科学技術が発展しています。その科学技術を使い、私たちは便利さというものを手にすることができるようになりました。それは素晴らしいことです。しかしながら、その便利さを手にすると共に、私たち人類は、ヒトとして生きるには不自然な環境の中で生きることを余儀なくされてしまいました。つまり、人間の求める利便性と引き替えに、本来の生命体としての機能を果たしていないのかも知れないのです。科学技術によって私たちは利便性を手にすることができました。しかし、失った物も多いようです。この本の中では、現代社会で生きている人間の健康とは何かについて考えてみたいと思います。

カンボジアにて

　私は幸運なことに、かつてカンボジアに行く機会を与えられました。そこで、小学校の体育指導書、日本でいう学習指導要領の作成のお手伝いをさせていただいたのです。小学校の体育で何を行うのか、どのように行うのかというようなことを、現地の先生にお伝えする活動です。主に、子どもの発育を捉えるための身体測定の話と、発達の度合いを確認するための体力測定のお話をさせていただきました。この機会は、私にとって非常に有意義なものとなりました。
　小学校の先生を対象に講義をするのですが、当時、カンボジアの現地の先生たちは、体力測定はおろか、体格の測定、つまり、身長、体重を測定することも行ったことはなかったのです。身長や体重を測定することは、順調に子どもが育っているのかを確認するために重要なことであり、その記録を保存することは意義のあることです。ところが、教育基盤が整備されていないところでは、そのようなことを行う意義が分からないのです。それはカンボジアの悲しい歴

史が原因です。体育の授業に関しても、「やり方が分からないから、ずっと徒手体操をやっている授業がある」と、現地に駐在している青年海外協力隊のメンバーが言っていたのを思い出します。

このような訳で、体育の授業のやり方をまとめた指導書を作成する活動に参加させていただいたのです。

ネパールにて

ネパールでも体力測定の活動に参加させていただきました。ネパールは私の母校の先生が長年にわたり、調査なさっておられる土地です。カンボジアは小学校の先生に講義をすることが中心でしたが、ネパールでは、都市部や山村の子どもたちの体格や体力を測定して、比較を試みました。

例えば山村部ですが、初めて寄らせていただいた時は2006年だったでしょうか。電気は何とか1本の送電線によって届けられていました。「最近つながったばかり」と現地の方は言っておられました。電気が来ているとはいえ、1日18時間停電という状態でした。計画停電ではなく、計画通電です。そして、険しい崖に幅の狭い段々畑を作り、人々は家と畑を行き来し、子どもは山羊を追いかけて切り立った崖を駆け上がっていくのです。その村には、村長さんの所有する車があるだけです。当然、道路の整備は進んでおらず、車の通れる道は1本だけです。村は機械化・電化されていませんので、人々は日が昇ると共に活動し、日が沈むと休むというように、太陽にあわせて生活するのです。

子どもたちも学校のない時間は仕事を手伝いますし、畑仕事をするのも家畜の力を借ります。食べ物は自分たちで作ります。売っているお菓子なども若干はありますが、ほとんどの食べ物を自分たちの力で作るのです。そのため、人びとの日常の生活時間は炊事のために割かれているのです。

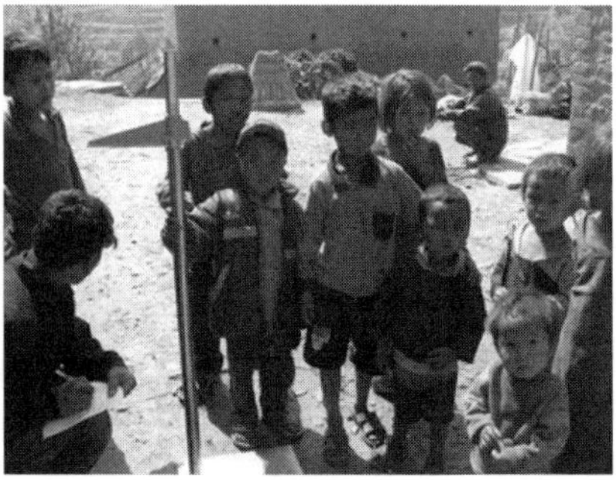

写真1

子どもたちは遊び道具を自らの手で作ります。おもちゃなど売っていません。おもちゃを手に入れようとすると、バスを乗り継いで街に出て行かねばなりません。そのため、子どもたちは自然にあるものを、自分の手で加工して遊び道具にするのです。少し前までは日本もそうだったのではないでしょうか。

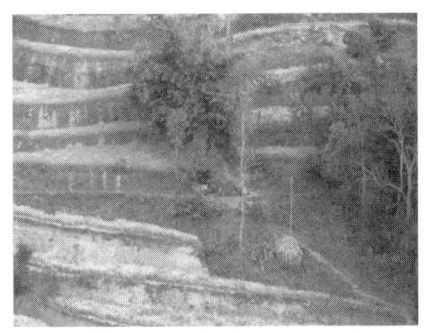

写真2

私たちの社会

今、大きな荷物を徒歩や自転車で運ぶ人はほとんど見なくなりました。しかし、ほんの少し前まで大きな荷物を背中に背負ったり、自転車の後ろに荷物をくくりつけたりして運ぶ人は、日本でも珍しくなかったのです。

かつての日本に似ているアジアの人々。そして、子どもたち。彼らは今の日本人が忘れている大事なことを思い出させてくれる存在なのかも知れません。

本書では、現代社会での「健康とは何か」そして「幸せとは何か」を考えてみたいと思います。

健 康 行 動 論

目　次

本書の発刊を祝して ………………………………………………………………… i
はじめに …………………………………………………………………………… ii
　　　科学技術と利便性　iii
　　　カンボジアにて　iii
　　　ネパールにて　iv
　　　私たちの社会　v

第1章　健康とは何か ……………………………………………………………… 1
　　　長寿国日本　2
　　　短命な国　2
　　　ダイアモンドの国、シエラレオネ　3
　　　食べ物がないのか。食べ物を買えないのか　5
　　　沖縄26ショック　6
　　　沖縄にアメリカの食文化　7
　　　肥満の大国アメリカ　8
　　　肥満対策としての手術　10
　　　肥満の問題　11
　　　寿命が長いと健康か　12
　　　　［コラム］エイズ　14

第2章　命の長さから何を考えるか ……………………………………………… 17
　　　寿命と健康　17
　　　生きることへの執着　18
　　　寿命とお金　19
　　　寿命と経済　20
　　　平均寿命と平均余命　21
　　　日本の統計情報のはじまり　22
　　　平均寿命のはじまり　23
　　　どのようにして計算するのか　25
　　　人生の初期は死にやすい　28
　　　生活が劇的に変化すると……　29
　　　国民医療費の状況　30
　　　昔は寿命が短かった？　30
　　　　［コラム］生理的早産と成長　35

第3章　命の「はじまり」について ……………………………………………… 37
　　命と時間　37
　　体外受精　39
　　命、はじまりの時点　42
　　脳がないと人ではないのか　44
　　命の優劣　45
　　　　［コラム］水俣病が教えてくれること　48

第4章　命の「おわり」について …………………………………………… 50
　　安楽死と尊厳死　51
　　患者や家族の立場　56
　　医師の立場　57
　　脳死　58
　　脳死と植物状態　59
　　なぜ脳死が議論されるのか　60
　　死者からの収穫　61
　　当たり前の感覚の先に　63
　　　　［コラム］イヌの命、ネコの命　65

第5章　健康の考え方 ………………………………………………………… 67
　　身体中心の健康観　67
　　WHOの健康の概念　69
　　アルマ・アタ宣言　70
　　プライマリ・ヘルス・ケア　70
　　オタワ憲章　72
　　ヘルスプロモーション　73
　　対象を限定したのはなぜ　73
　　大国に踊らされているのか　76
　　社会の上の身体と心　76
　　　　［コラム］ストレスとコーピング　78

第6章　健康モデル …………………………………………………………… 81
　　健康の臨床モデル　81

ホメオスタシス　*82*
　　健康の役割遂行モデル　*82*
　　健康の適応モデル　*83*
　　健康の幸福主義的モデル　*85*
　　今日的健康の考え方　*87*
　　ウエルネスの考え方　*88*
　　健康寿命　*90*
　　どのように生きるか　*91*
　　できるという意識　*92*
　　日本の健康の考え　*92*
　　健康は最終目的ではない　*93*

　　　［コラム］ハンセン病と加害者になる心　*94*

第7章　私たちは家畜 97
　　健康を取り巻く問題　*97*
　　車社会の中にいる私たち　*97*
　　ヒトという生き物　*99*
　　神経の働き　*100*
　　ハビタット：生息地域　*104*
　　自己家畜化現象　*105*

　　　［コラム］いのちをいただく　*108*

第8章　サルとヒト 110
　　635と5.9　*111*
　　現代の野生児　*112*
　　サルとチンパンジー　*113*
　　二足歩行への適応　*116*
　　手のはたらき　*122*
　　足のはたらき　*124*
　　現代人の歩行　*129*
　　文明病　*130*

　　　［コラム］論理療法：考え方の道筋を整理する方法　*133*

第9章 運動不足と健康障害 …………………………………………………… 135
　　　　メタボリックシンドローム　136
　　　　内臓脂肪　137
　　　　高血圧　138
　　　　糖尿病　139
　　　　合併症　140
　　　　高脂血症　140
　　　　運動不足による害　141

　　　　　［コラム］脳と神経　150

第10章　運動処方 ………………………………………………………………… 153
　　　　ウエスト・ヒップ比　156
　　　　ボディマス　インデックス（Body Mass Index：BMI）　157
　　　　体脂肪率　159
　　　　エネルギー供給系　160
　　　　有気的代謝と無気的代謝　160
　　　　有酸素運動　161
　　　　最大酸素摂取量　162
　　　　有酸素運動が薦められる訳　163
　　　　運動する条件　164
　　　　心拍数を用いた運動強度の評価　165
　　　　運動の頻度について　167

おわりに ……………………………………………………………………………… 170
謝　辞 ………………………………………………………………………………… 173

第1章

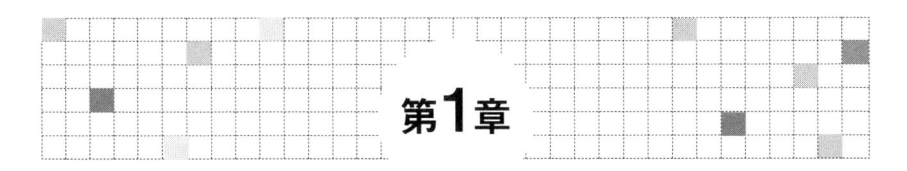

健康とは何か

　突然ですが、「健康とは何ですか」と問われたら、あなたは何と答えるでしょうか。普段は深く考えることもないので、「そんなことを急に言われても」と思うでしょうか。確かに難しいことですし、みんなが同じ答えをもっているとも思えません。WHO（世界保健機関）の健康の定義を頭に浮かべた方も多いかも知れません。よく耳にする回答は「病気のないこと」「元気なこと」「幸せなこと」などです。「病気のないこと」は身体的側面を主に扱っていますが、最近は心の病も多く見られますので、心身ともにということでしょうか。「元気なこと」というのは、自分の力、エネルギーを外に出せることでしょうか。そして「幸せなこと」というのは、自分の生き方に納得をするということなのでしょうか。

　こう考えると健康を考えるのは、かなり哲学的な問題です。その人の生き様そのものを示しているようにも思えます。

　健康について考えたときに、個人レベルで考える場合と、例えば国などの社会レベルで考えることがあります。個人の健康観は多岐にわたりますので、まず国レベルで健康を捉える場合を考えてみましょう。

長寿国日本

2011年現在、日本は女性が世界1位、男性が世界4位の長寿国です。女性は86.39歳、男性は79.64歳です。女性は前年よりも0.05歳寿命が短くなりました。どうやら猛暑による影響だそうです。それでも世界一の座は26年続いています。

この長く生きること。つまり長寿が、健康のバロメーターのように使われることが多いようです。例えば、世界中の人々から日本食は身体に良いと言われ、最高の健康食のような扱いを受けています。長生きであるという事実と健康はイコールであるという考え方が元になっているようです。

平均寿命を国別で見ると、女性の1位が日本、2位は香港（85.9歳）、3位はフランス（84.8歳）です。男性は1位が香港（80.0歳）、2位はスイス（79.8歳）、3位はイスラエル（79.7歳）。そして日本が続きます。

平均寿命とは、0歳児の子どもがあと何年生きられるかを推定するものですので、ヒトの生命力そのものを示すわけではありません。しかしながら、ヒトという生物が人間の知恵を使い、長く生きるようになったことを示しているのは間違いありません。

短命な国

次は近年の短命な国の記録を見てみましょう。最も短命な国は何処なのでしょうか。WHOの2007年の報告ではスワジランドでした。平均寿命は37.5歳です。ワースト2はシエラレオネで38.5歳でした。この2カ国の平均寿命を単純に考えると、大学生の時点で、生涯の折り返しを過ぎたことになります。あくまで単純に考えるとですが……。

時代をさかのぼると、2006年：ジンバブエの36歳、2005年：スワジランドの35歳、2004年：シエラレオネの34歳が当時のワースト1です。

これら2006年のワースト1であるジンバブエ、2007年、2005年ワースト1のスワジランド、そして、2004年ワースト1のシエラレオネは、すべてアフリカに位置しています。ワースト1であった当時は、エイズなどが厳しい状況だっ

た頃です。

　ジンバブエの国土の面積は39万km²で、日本よりやや大きい程度です。そして人口は2003年の段階で約1,290万人でした。この国も2000年位までは平均寿命が50歳程度あったのです。しかしながら、アフリカに蔓延するエイズの影響で人口が減少したのです。UNAIDS（国連エイズ合同計画）、2004年度報告によれば、ジンバブエのすべての孤児のうち77％がエイズ孤児でした。つまり、孤児の4人のうち3人がエイズで親を亡くしていたのです。年齢15〜49歳間のHIV感染率は18.1％という報告もありましたし、特に問題であろうと思われるのは、感染者の9割が自分自身の感染について知らずにいたということです。

　1つの例ですが、3 by 5 計画というのがありました。3 by 5 計画とは、WHOとUNAIDSが2000年頃に作った計画で、2005年末まで途上国の300万人に、ウイルス治療薬を提供しようとする計画のことです。実際は、目標を達成できなかったのですが、以後のHIV対策に大きな影響を与えました。2002年30万人しかいなかった治療人口が、2009年520万人に増えたのです。

　2003年頃までは薬がものすごく高かったのです。医薬品は開発費がかかるため、市場に出てしばらくは高価なままです。お金を持つ人のみが命を永らえさせることができる状況だったのです。

　現在はずいぶん改善されていて、例えば2009年度のUNAIDSの報告において、HIV感染率はジンバブエ14.3％、スワジランド25.9％、シエラレオネ1.6％になっています。これは国際協力の成果かと思います。

　スワジランドというのは、アフリカの小さな王国です。大きさは四国よりも少し小さい程度で、人口は約110万人です。もともとは農業国で比較的豊かな国でした。しかしながら、エイズの影響で生産者人口が急激に減少し、財政的にもかなり厳しい状況が続いています。スワジランドでは、結核とHIVの二重感染が問題になり、結核患者の80％がHIVに感染していました。そのため、20年間で平均寿命が約半分になったのです。

　　ダイアモンドの国、シエラレオネ

　さて、それ以前の最も平均寿命が短い国は、同じアフリカのシエラレオネで

す。2004年の報告では世界最悪の状況でした。当時の報告では、平均寿命は僅か34歳です。5歳まで生きることができない子供が4人に1人いたのです。この短命の主たる原因は栄養失調です。しかし、それにはもっと複雑な要因が絡んでいます。

　もともと、シエラレオネは水田稲作地帯で農業の盛んな国でした。また、この国の南東部では、ダイアモンドを採ることができたのです。かえって、このことはシエラレオネの状態を悪化させる要因となってしまいました。このダイアモンドの利権をめぐって、リベリアからRUF（革命統一戦線）が侵入してきたのです。あたかも内戦が勃発したかのように見せかけた侵略です。この戦争のため、農産業の基盤は崩壊しました。紛争は農業基盤を奪うばかりか、人々の労働力を奪い取ってしまったのです。人々は貧困に陥り、医療の不足を招いています。

　このことを元にして作られた映画にブラッドダイアモンドがあります。主演はレオナルド・ディカプリオ。アクションムービーのジャンルにはいるのかも知れませんが、非常に深刻な内容を扱っています。ストーリーはフィクションかも知れませんが、扱っている事柄は本当のことだからです。

　ストーリーをごくごく簡単にまとめると、RUF（革命統一戦線）に襲われた家族が国内で離散します。父親はダイアモンドの採掘場に連れて行かれ強制労働をさせられます。子どもは誘拐されて子ども兵として育てられます。その父親が採掘場で手に入れたダイアモンドの財力で、バラバラになった家族を元通りにするというストーリーです。

　この映画の強制労働や子ども兵は、すべて本当に起こっていたことです。映画のタイトルのように、ダイアモンドはシエラレオネの人々から搾取した、血塗られたダイアモンドのことを指すのです。

　シエラレオネは、日本においては無名の小国ですが、国際協力が盛んな国々では、かなり有名な国です。それにはいくつかの理由があります。当時、平均寿命、乳児死亡率（1歳未満の死亡）、乳幼児死亡率（5歳未満の死亡）、妊産婦死亡率（出産数に対する妊産婦の死亡）などが世界最悪でした。つまり、医療レベルが世界で最も悪いということです。また、RUF（革命統一戦線）による「四肢切断」「子ども兵事件」などの人権を蹂躙する問題が起きたことも挙

げられるでしょう。そして、国内で取れたダイアモンドがテロリストグループ「アルカイダ」の資金源として流出したらしいと言われていました。このようなことが有名な理由です。

　なぜこのような人権を蹂躙することが行われたのでしょう。

　戦争などで人権蹂躙を行う理由として、次のようなことが挙げられます。1つは「暴徒化した軍隊の娯楽としての殺人」です。2つめは「確信犯」です。

　確信犯として捉えた場合、次のような解釈ができるでしょう。四肢切断では死なないように四肢を切断した状態で生き延びさせると、政府は不自由になった人をケアするための予算を割かねばなりません。また、その不自由な人を介護するために家族も働きに出ることができなくなります。四肢切断は、確実に敵国の国力を削いでいく方法だといえます。

　また、子ども兵事件の場合は、5歳程度の子どもを誘拐し、麻薬を打ち先頭の前線に立たせます。麻薬によって、恐怖もなく善悪の見境もない状態で、親兄弟さえも殺してしまうといいます。この人殺しを5歳にして覚えた子どもたちは、そのまま大きくなっていくのです。義務教育のない国では、倫理観や道徳観をもたせることが困難です。これが子ども兵事件です。これも確実に国を破壊します。

　シエラレオネでは、公式に判明しているだけでも、約7,000人の子どもが武装勢力となっていたといわれています。

　シエラレオネでは、ダイアモンドの利権争いによる戦いの影響が死者を多くしており、争いの結果、国力が低迷し、医療整備が遅れている現状があります。そして、このことが人びとの生存を脅かしている大きな要因になっているようです。国内の情勢の悪化が、国内における医療レベルの低下を招き、平均寿命が短くなっていると考えられるのです。このように考えると、我々の命の長さは社会情勢と強く結びついています。特に、経済的な問題を抜きには考えられないのではないでしょうか。

　　　食べ物がないのか。食べ物を買えないのか

　国連世界食糧計画によれば、2010年8月のデータでは世界に9億人の人が十

分な栄養をとることのできない状況、いわゆる飢えに苦しんでいる人であるといいます。色々な機関がデータを出していますが、5歳未満の飢えに苦しんでいる子どもは、6秒に1人死亡しているともいわれています。

その一方で、2008年の食糧危機の際にも全世界には1人あたり2,700kcalを摂取することができる充分な食料があったといわれています。実際には、食糧不足が問題なのではなく、購買力がないことが原因だと、アマルティア・セン（1998年ノーベル経済学賞受賞者）は言っています。

世界で生産されている大豆の95%は家畜の飼料です。人間の食べる分はわずか1.5%程度です。アメリカの家畜が消費する穀物と大豆は、13億人が食べる穀物に匹敵すると言われています。私たちが肉を食べるということは、多くの穀物を消費していることになるのです。1haの牧草地では牛1頭しか飼えませんが、同じ面積の水田ならば70人もの人間を養う穀物を育てることができます。牛肉生産の増加は、貧しい人の健康を脅かしている側面もあるのです。私たちはこの問題をどう考えればよいのでしょう。

ハンガリーでは、2011年9月から肥満防止のためにスナック菓子に税金をかけるようになりました。いわゆる「ポテチ税」です。財政再建と健康の増進に役立てようと考えたのでしょう。「飢えている人」と「ポテチ税」の2つは対照的な出来事です。人間が生きることに対して共通であるはずの食べるという行為。この「食べる」ということ1つをとってみても、豊かな国と貧しい国、その二者の立場は大きく異なるようです。

沖縄26ショック

さて、日本に目を向けてみましょう。日本において長寿県として有名なのが沖縄ですが、本当に長寿なのでしょうか。2000年に発表された日本全国都道府県別の平均寿命の比較において、沖縄の男性は26位までに下がってしまいました。沖縄県は1995年に長寿県宣言をしているのですが、1995年の4位から26位まで男性の平均寿命は落ち込んでしまったのです。沖縄では「沖縄26ショック」と呼ばれています。沖縄県民において50歳未満の死亡率が高くなっている傾向はもともとありました。ここには、沖縄県民の食生活の変化が影響していると

考えられています。第二次世界大戦終了後、米軍統治の下で生活をしてきた世代に死亡率が高いのです。これには、米軍統治下において米国産か否かで食品にかかる税金が異なったのです。そのため、食文化に大きな影響を与えたことが考えられます。そして、沖縄の肥満率は男女ともにかなり高いレベルにあるのです。

沖縄にアメリカの食文化

皆さんは1972年まで沖縄がアメリカの占領下にあったことはご存じだと思います。沖縄が日本に返還された後も、在日米軍の大半を抱える事情から、衣食住のすべてにアメリカの文化が入り込んでいます。元々琉球という国であった沖縄は、中国、台湾、日本、アメリカの文化の融合体ではあるのですが、食文化としては危機的状況かも知れません。現在、ハンバーガーショップの普及率は、沖縄が全国トップクラスです。

『美味しい食事の罠』という本によれば、ハンバーガーに支払っている金額（年間）は、全国平均が3,418円なのに対し、沖縄は4,533円でダントツのトップとのことでした。この本によれば、油脂にかけているお金も全国平均の4,312円に対して沖縄は6,266円。食用油も全国平均の3,478円なのに対して沖縄は5,525円とともに第1位だそうです。その他の食事も炒め物や揚げ物が多く使われています。

さらに、食材を見てみると、豚肉は物価の安さが関係して、金額としては2万2,857円と、全国平均の2万3,431円を下回っていますが、消費量は全国平均の17kgを上回る21kgで全国トップ。ベーコンは、全国平均の1.2kgの2倍、2.3kgも消費しています。そのほか、調理食品の缶詰は全国平均の299円に対し、沖縄は1,842円と約6倍にのぼります。

健康長寿を支える沖縄食とはほど遠い状況に、沖縄の食卓風景は一変しました。元気なオバアたちは伝統的な沖縄料理を食べていたのでしょう。しかし、今の若い世代の人たちは、肉もしくは油脂の入っていない食事を食べることは、極めて少なくなっているのではないでしょうか。まさに、沖縄はアメリカの食文化を受け継いでいると言ってよいでしょう。低下した男性の平均寿命の背景

には、そうした沖縄の食卓事情があるようです。

　肥満の大国アメリカ

　肥満と言えばアメリカです。肥満の大国アメリカに目を向けてみましょう。2010年のアメリカ疾病予防管理センター（CDC：Centers for Disease Control and Prevention）の報告によると、アメリカはかなり肥満の割合が高いです。
　一般に「肥満」度合いの判断については、体格指数であるBMI値を用いることが多いです。このBMIとは「体重÷身長(m)²」で算出され、日本肥満学会では標準の値をBMI 22としています。BMI 25以上を太り気味、BMI 18.5以下をやせ気味と分類しています。
　一方、アメリカでは、低体重はBMI 18.5以下、標準体重はBMI 18.5～24.9、過体重（やや肥満）はBMI 25～29.9であり、肥満はBMI 30.0以上となっています。日本人と比べると基準自体もビッグサイズです。

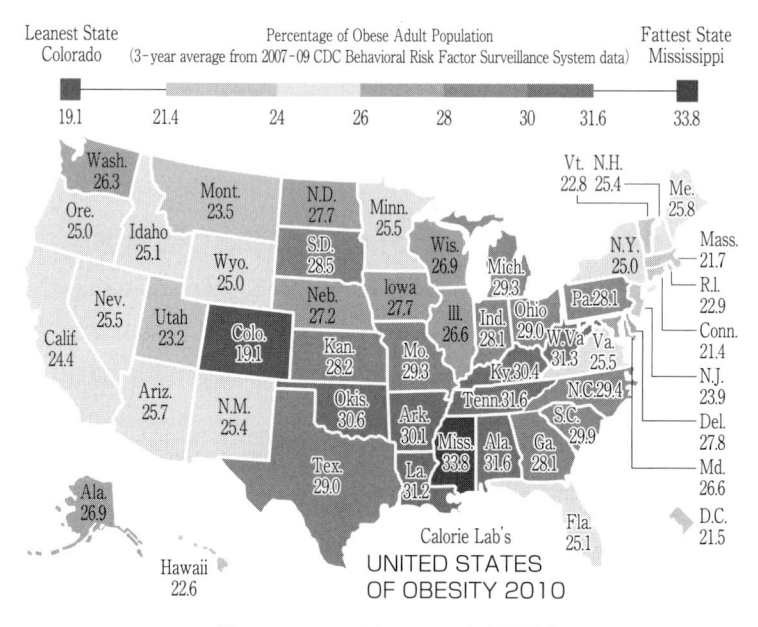

図1-1　アメリカにおける各州肥満率

さて、CDCの報告ですが、もっとも肥満な州はミシシッピ州で、実に33.8%の人がBMI30以上です。やや肥満を合わせると、7割超が肥満傾向になるのです。

ミシシッピ州は3人に1人が肥満ですが、BMIの値が30以上である人の割合は1991年では15.7%、2000年で24.3%、2010年は33.8%ですので、確実に肥満は増えています。

現在、アメリカ全体でも大人の3人に1人が肥満です。子どもや思春期の青年は約17%が肥満と報告されています。

このような変化は何に影響されているのでしょうか。

図1-2は、食生活の多様化と肥満の関わりを示したものです。横軸は西暦、左縦軸は食品の新製品の数です。1980年位を境目に大きく変化していることがわかります。右縦軸はBMIという体格指数の25以上の人口の割合を%で示したものです。グラフの太い実線が体格指数のBMIです。肥満者の割合が多くなることに、調味料、キャンディ、ガム、菓子パンなどが影響しているようです。その一方で、野菜、果物の影響は大きくないようです。

当たり前ですが、このように食べ物は身体の大きさと密接に関わっています。人間は身体に悪い物を数多く作り出しているのかも知れません。

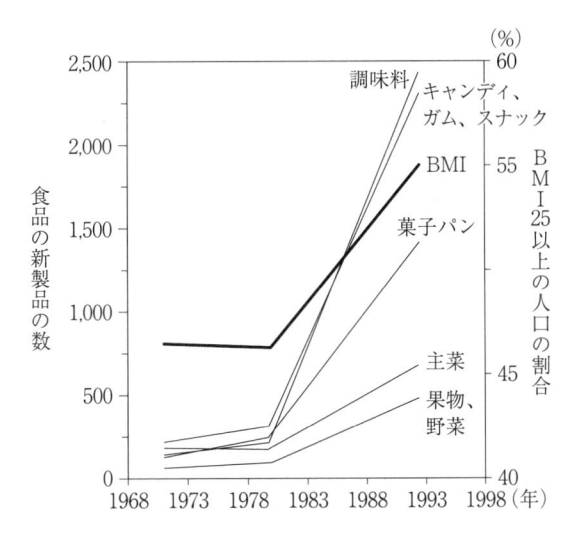

図1-2　BMI 25以上の人と食品の新製品の数
（McCronyら、1999）

例えば、ファーストフード店で必ず薦められる物に清涼飲料水があります。1975年、アメリカ人の年間消費量は約100ℓでした。この清涼飲料水の消費量は約30年後、倍になっているのです。今や年間200ℓを超えています。350mlの缶を年間570本飲んでいることになるのです。もちろん1人が飲む量です。缶1本に含まれる砂糖の量はおおよそ角砂糖10個分（1個4g）にもなります。まるで砂糖を食べているようなものです。

肥満対策としての手術

一般成人における肥満の対策として、米国では「胃のバイパス手術」が多く行われています。全米では一年間に15万人の人が胃を切除しているといわれています。簡単に胃のバイパス手術を説明すると、胃の上部と下部を分割し分割した胃の上部と小腸をつなぎ合わせます。胃の下部は消化液等の分泌があるため、そのまま小腸とつなげておきます。胃の内容積を小さくして、摂取エネルギーを少なくさせることがこの手術のねらいです。

同じ目的でも、胃を切り取らない方法もあります。ガストリックバインディ

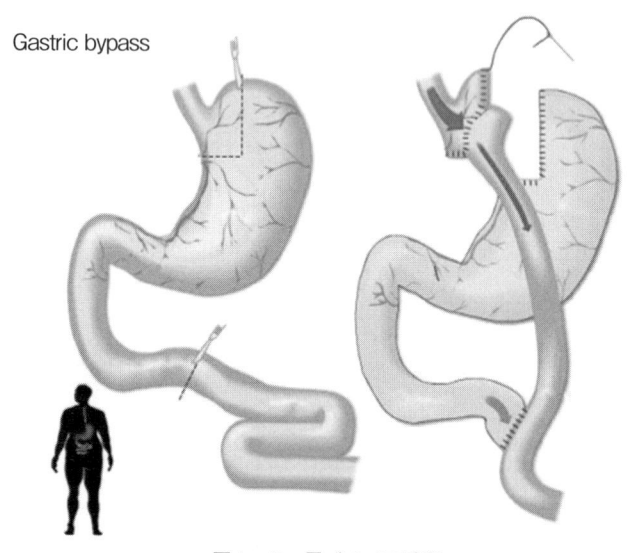

図1-3　胃バイパス手術

ング法といわれるものです。

　過度な肥満の方は食事を制限してもそんなに効果は望めません。そこで、自分の身体に手を加えるというわけです。この手術も身体に手を加えるわけですから、万全で絶対安心というわけではありません。手術のリスクはあります。しかし、その手術のリスクよりも肥満による健康障害のリスクの方が大きいのです。

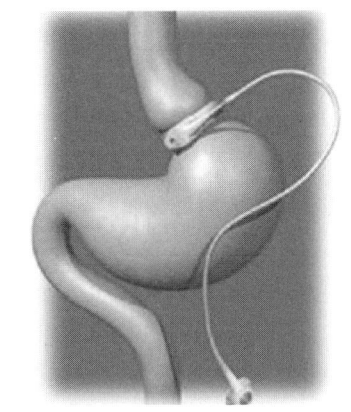

図1-4　ガストリックバインディング法

肥満の問題

　現在、身体を動かすことの少ないアメリカ人のライフスタイルと劣悪な食習慣が、予防可能な死因において、喫煙を追い越してトップになろうとしています。予防可能な死因というのは事故などではないということです。このことが連邦保健局の調査で明らかになっています。当局によると、予防可能な死因としてタバコがまだ一番の死因ですが、肥満の原因である運動不足と不健康な食生活の組み合わせが急速に増えているというわけです。

　この調査では、タバコが死因の1位であり43万5,000人（18.1%）とトップでした。一方で、不健康な食行動と不活動が死因になっているものが40万人（16.6%）と僅かの差で続いたのです。

　10年前の調査では、タバコの死因率が40万人（19%）、不健康な食行動と不活動は30万人（14%）でした。他の死亡率、感染症や事故などが減っている中での増加なだけに、大きな不安材料となっています。一方、肥満者の割合は1990年が20%であったのに対し、2000年は30%に増加しています。このような調査結果から、子どもに対するジャンクフードの広告を控えることや、減量者に対して減税措置、保険料の優遇措置などの法整備を整えようとの働きかけがすすめられているのです。1970年代から、肥満は問題になっていますが、肥満率と人々の平均的な摂取カロリーの推移は一致しています。このことは、食生

活の変化が健康問題の引き金になっていることを示しています。
　「スーパーサイズミー」(2004) という映画、見られた方も多いかと思います。2002年にアメリカで「私が太ったのはファーストフードのせいだ」と女子高校生がファーストフードの会社を訴えたニュースが報道されたことがきっかけで、この映画が製作されました。ばかげたことだと多くの人が思ったでしょう。私もそうです。しかし、世の中には大きなインパクトを与えました。それがきっかけになっているのは間違いないのです。
　映画の内容は、1日3回、1カ月の間、ファーストフードを食べ続けることの記録です。スーパーサイズを薦められたら、必ずスーパーサイズにすることという条件付きです。監督自らが実験台になっているところがすごいところで、その記録は、映画の後半にさしかかると気の毒な印象さえします。体重は10kg以上増え、ドクターストップがかかる事態になりました。まったく笑えない事態なのですが、日本でもそのような生活をしている人は多いのではないでしょうか。

寿命が長いと健康か

　多くの人々の中で、健康を考えるときに寿命という指標を扱う頻度が高いのは間違いないことです。そして、平均寿命が長い国は、健康であると評価されることは確かに多いです。しかし、本当にそうなのでしょうか。
　経済的に恵まれず生きることに精一杯で、平均寿命の短い国々があります。その一方で、経済的に恵まれてはいるのですが、肥満によって命を落とすなど様々な問題を抱えている国もあります。双方において、皆が健康とは言い難いかと思います。
　私たちにとって健康とは何でしょう。健康を推し量るものさしは何でしょう。平均寿命が長い国は本当に健康な国なのでしょうか。それぞれの人が、健康について考えてみることが必要だと思います。

【参考文献】

McCrory, MA., Fuss, PJ., McCallum, JE., et al. (1999) Dietary variety within food groups: association with energy intake and body fatness in men and women. Am J Clin Nutr, 69, 440-447

山本敏晴『世界で一番いのちの短い国―シエラレオネの国境なき医師団―』白水社、2002

グレッグ・クライツァー『デブの帝国―いかにしてアメリカは肥満大国となったのか―』バジリコ、2003

Mokdad, AH., Marks, JS., Stroup, DF., Gerberding, JL., (2004) Actual Causes of Death in the United States, 2000, JAMA, 291(10):1238-1245

幕内秀夫『美味しい食事の罠―砂糖漬け、油脂まみれにされた日本人―』宝島社新書、2007

エリック・シュローサー、チャールズ・ウィルソン『おいしいハンバーガーのこわい話』草思社、2007

瀬谷ルミ子『職業は武装解除』朝日新聞出版、2011

Centers for Disease Control and Prevention (2011), U.S. Obesity Trends, http://www.cdc.gov/obesity/data/trends.html

エイズ

　あなたはエイズとHIVの違いを知っていますか？　HIVはウイルスのこと。そしてエイズは免疫力が低下した結果、何らかの病気を発症した状態です。

　HIVに感染しても、急激に発症するわけではなく、次第に免疫力が低下していきます。HIV感染からエイズ発症までの潜伏期間は、平均で10年前後と長いために感染に気づかないことが多いのです。それでは、なぜ、免疫力が低下すると様々な病気になるのでしょう。

　私たちホスト（宿主）の身体には様々な微生物が住んでいます。そして、それらの力関係のバランスを保っているために発症しないのです。ところが、宿主の免疫力低下により、通常では病原性を示さない微生物が作用し、力のバランスが崩れてしまいます。そのため、宿主依存的に発症するようになるのです。この状態を日和見感染というのです。つまり我々は日常的に多くの細菌に晒されているのですが、自らの免疫力の低下によって何らかの病気を発症した状態が、エイズなのです。

　HIVの感染によって、宿主（ホスト）の免疫力が低下します。本来人間の身体は、病原性の微生物と自分自身の免疫力のバランスが保たれていることで、通常の状態を保っている訳です。つまり、私たちの身体には、色々な病原性の微生物がついていたり、身の回りにいたりする訳です。これが、当たり前なのです。これが日和見感染の上の図です。ところが、このバランスが、HIVの感染によって崩れてしまいます。本来体内にある免疫力が低下します。そのため、バランスが崩れて病原性の微生物の力が強くなってしまいます。そのことを示しているのが日和見感染の下の図です。その結果、通常の状態では悪さをしないはずのものが、急に猛威をふるい病気になっ

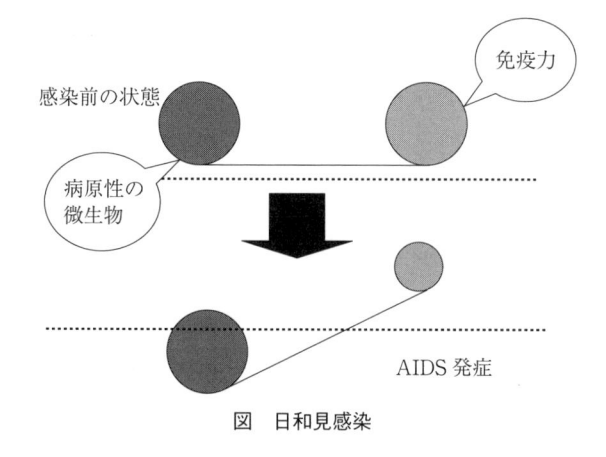

図　日和見感染

てしまうのです。

　HIVというのは、血液や精液、膣分泌液などに存在するウイルスですから、感染経路は、血液感染、性感染、母子感染の3つのルートです。

　1980年代後半の日本において、エイズパニックといわれたいくつかの事件がありました。いずれの事件も個人のプライバシーを守ろうとする姿勢はまったくなく、ただ日本国中が未知なる感染におびえていました。当時の人にとって、エイズというのは未知の病気であったのです。事実を知らないということは、本当に恐ろしいことです。日常生活から感染することはありません。今は誰でもそのことを知っています。

　世界中でエイズの対策が進んでいます。しかし、残念なことに日本はAIDS患者が減少していません。確実に増えている病気なのです。

　さて、我々にとってエイズは関係のない病気なのでしょうか。

　あなたがどなたか特定の方とお付き合いをしているとします。あなたが過去に3名の方とお付き合いをしていたとしましょう。そうすると、その3名の方も別の3名の方とお付き合いをしていた可能性があるわけです。このように考えると、性感染症のネットワークは無限大に広がっていくともいえるでしょう。

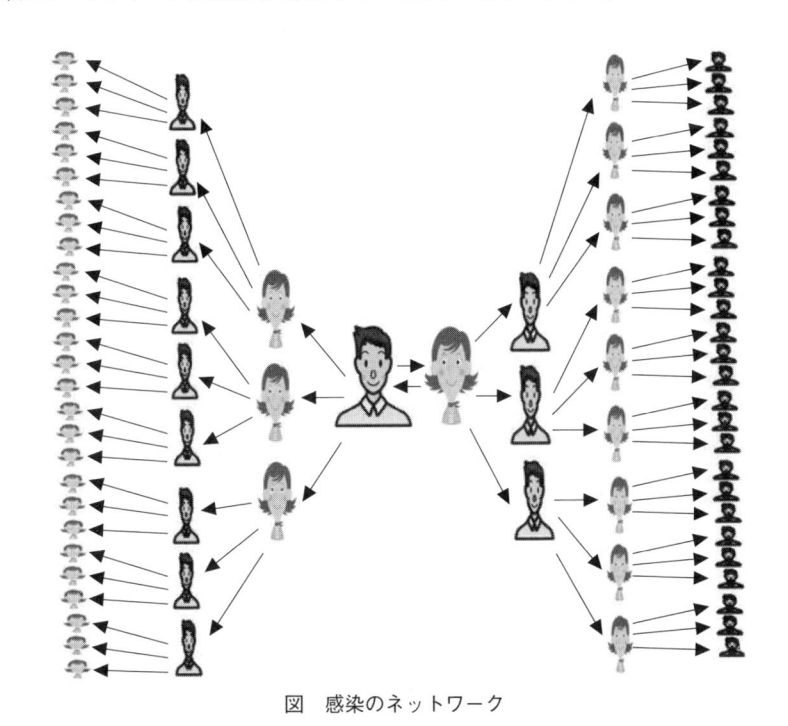

図　感染のネットワーク

これだけ性行動が一般化している現在、特別に危ない行為をしなくとも、感染症にかかる可能性は否定できません。
　本人が知らないまま、HIVに感染していることは多いのです。何といっても、平均的な潜伏期は10年なのですから、知らずにほかの誰かを感染させることは十分に考えられます。このことは十分に気をつける必要があります。エイズについて知らないということは、被害者になる可能性があることはもちろん、愛する人を感染させてしまう加害者にもなる可能性があるのです。まさに、知識は自分だけでなく他人も守ることができるのです。

第2章

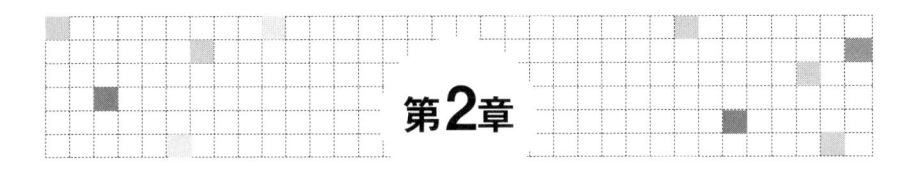

命の長さから何を考えるか

寿命と健康

私たちは長寿の国は健康な国であると考えがちです。日本を見てみますと確かに皆さん長く生きておられます。しかしながら、「寿命が長い国は健康か」と問われるとどうでしょうか。

これには色々な意見があろうかと思います。「A：寿命が長いことは健康である」「B：寿命の長さと健康は別物である」というように分かれるでしょうか。

あるいは、そのような完全に独立した形ではなく、「C：健康であると寿命は長くなるが、寿命が長いことが健康であるわけではない」といった感じでしょうか。

「A：寿命が長いことは健康である」と考える人は、「健康に気遣う人が多い結果、長寿者が多くを占めるようになる。そのため、関連があると考えるのは妥当である」という立場でしょう。

また「B：寿命の長さと健康は別物である」との立場は、「寿命が示すものは、医療や栄養の充実度を示すものであり、健康とは別である」という考え方かも知れません。

これらの考え方は、見つめているポイントが異なるようです。

生きることへの執着

　そもそも、なぜ人は長く生きることに興味を示すのでしょうか。死に対する恐れでしょうか。死とは一体何か？　皆さんどう答えるでしょうか。一般的には「命がつきた状態」です。人間は生まれてから成長し続け、成人に達してから、様々な機能が衰えていきます。いわゆる老化です。それは元々持っている機能を少しずつ手放していくことに他なりません。できることが少しずつできなくなっていく過程です。
　皆さんは日常生活の中で他者とコミュニケーションをはかる能力があります。それは言葉を介して、あるいは言葉を介さないノンバーバルなコミュニケーションもあるでしょう。極端な例ですが、このような機能が病気等によって徐々に失われていくと考えてください。
　筋萎縮性側索硬化症（ALS）という病気があります。神経性の難病で筋肉を動かすことが次第にできなくなる病気です。当然、少しずつ身体機能が失われます。この過程が恐ろしいのです。ある患者さんのブログには、このような記述があったことを覚えています。

　　ある日、気怠さを覚えて動きが鈍くなる。動きが鈍くなる段階から、動ける範囲が狭まってくる。100mしか歩けない。しばらく経つと50mに距離が短くなった。それが更に短くなり、いよいよ歩く事ができなくなる。次第に日常の活動ができなくなり、自ら排泄の行為も処理できなくなる。そして自ら呼吸をする事もできなくなる。

　このようにALSは進行していきます。
　議論になっているのが、「完全な閉じこめ状態にある人の命」についてです。筋萎縮性側索硬化症（ALS）などによって、身体機能が失われ、最終的には自分の身体を動かすことがまったくできなくなり、外部に自分の意志を伝えることができなくなります。
　患者さんたちはどのように意志を外部に告げているかというと、まぶたや眼球の動きで文字盤を持った介護者と対話することが多いようです。ALS患者は、眼球運動は侵されないとされてきましたが、呼吸筋麻痺後も呼吸器を装着し生

活を続ける約1割の患者が、その経過の中で、眼球運動も含めた全随意筋麻痺により、「完全な閉じ込め状態＝totally locked-in state（TLS）」になることがわかってきました。このことは、すべての目に見える運動表現ができなくなった、完全なコミュニケーション障害を意味します。

　これは極端な例ですが、人間誰しも持っている物や能力を失うのは恐いのです。年を重ねる。老いるという現象もそうです。今までできていたことができなくなってくる。確実に機能を失っていくのです。

　その失われていくことに対して何とか抵抗しようとするのが、現代の生命や健康に対する欲求なのかも知れません。

健康とお金

　人はなぜ、生命の長さに興味を持つのでしょう。自分が「長く生きていたい」「身近な人に長く生きていて欲しい」色々だと思いますが、「孫の成長をみたい」「その人との時間を大切にしたい」など、愛する人や物の存在があるからです。そのために自分が大変なときは、「社会全体で私を助けて欲しい」。あるいは「貧しい人を助けてあげて欲しい」というようなこともあるかと思います。このような福祉的な相互互助というものには、経済活動と関わりがあります。医療サービス、福祉サービス、食べるという行為だけにも経済が関わってきます。金銭的代価、お金です。

　極端な例です。ネパールの国境近くの村に住んでいる人が「この間インドに行って腎臓を一つ売ってきた」といっていたとか。腎臓は2つありますので可能といえば可能です。このように考えると、肝臓も再生するので可能ということになります。

　これは、身体の調子が悪く、臓器に異常をきたしているという人が、一方にいます。そして、その人は長く生きたいと願っているのです。その一方で、医学上問題のない身体を持ち合わせている人がいます。しかしながら、その人は経済的な問題を抱え、今を生きるために「食べなければならない」立場にいる人というわけです。その人たちは、お互いに金銭でバランスをとっています。両者とも生きるためです。

これらのことについて問題がないとは言えません。また、それぞれの言い分もあるでしょう。しかし、いずれにしても彼らは生きるために、道徳的な問題は別にしても、自らにないものを手に入れようとしているのです。

これはあくまでも極端な例ですが、私たちが生きていくこともお金と密接に関わっています。

　寿命と経済

　さて、多くの人にとって、あと何年生きることができるのかということが、大きな関心事であることは間違いないでしょう。特に、若年層よりも、年配の方のほうがこの傾向は強くなります。それは、死ぬということを身近に感じるようになるからなのかも知れません。

　2010年、百寿者ミイラ事件というのがありました。100歳を超える年齢の男性が実は30年も前に死亡していたというのです。自室にこもったままミイラ化して死亡していたというわけです。このようなことが多数おき、法務省はあわてて全国の戸籍を調査しました。既にお亡くなりになっているのに、年金はしっかり受け取っていたということもあったわけです。長寿のお祝いを用意したところ、本人は行方不明であるとか、既にお亡くなりになっていたとか……。

　統計上は23万人いた100歳以上の方。ところが現実は4万人でした。2010年の国勢調査は、人口減少後の初めて行われた国勢調査だったことに加えて、本当に生きている長寿者はどの位いるのかという点でも高い関心がもたれました。

　ちなみに、日本ではミイラ化した死体は、部分ミイラの死体も含んで年間で75体ある計算になるという話があります。ホットカーペットなどで乾燥が進むからです。いずれにしても、家族間のつながりが乏しいということでしょう。

　さて、主な国勢調査のねらいは、国内の人口および世帯の実態把握です。人数や住んでいる人の年齢などを調べます。この結果は、法令に基づき、選挙区や地方交付税などの算定額を決めるのに使われます。行政施策によって、子育て予算の配分、年金医療費の配分に使われます。そして、将来人口の推計や平均寿命の算出に使われるのです。お金の配分に関わるのです。この国勢調査は

5年に1度実施されます。

平均寿命と平均余命

さて、日本人の男女あわせた平均寿命が、約82歳であることはご存じだと思います。この平均寿命ですが、82歳という数字を使って、皆さんがあと何年生きることができるかを推察することができるでしょうか。計算を易しくするために皆さんは20歳であるということにしましょう。つまり、あと何年生きることができるかという年月は、82歳から20歳を引いた計算で導くことができるのでしょうか。

ここで、平均余命、平均寿命とは何かを簡単に説明しましょう。「余命幾許(いくばく)も無い」というように表現しますが、残りの命のことですね。もともと一人の人生を扱った数字です。そこで、平均余命とは、ある年齢の人が、あと何年生きられるかを表した期待値です。例えば20歳の人であれば、20歳の人の平均的な残りの命の時間です。40歳であれば、40歳の人の平均的な残りの人生の時間です。そして、平均寿命とは、生まれたばかりのゼロ歳児に限定した平均余命のことをいうのです。

ヒトという生き物の死にやすい時期がいつかということを考えてみますと、生まれてすぐが死にやすいわけです。アドルフ・ポルトマンというスイスの生物学者が、人間が保護されない形で世の中に出てくるには、もう1年くらい母胎の中にいる必要があるため、人間は「生理的早産」なのだと言っています。つまり、保護されないと生存できない存在なのです。

つまり、平均寿命は一番死にやすい時期を計算に入れて残りの人生を推定していますが、平均余命の方は、もっとも死にやすい時期は過ぎているために、死ににくい時間だけで残りの人生を計算している形になるのです。例えば20歳の人であるなら、実際の年齢（つまり20年）と20歳の人の平均余命の年数を足すと、平均寿命（0歳の平均余命）よりも長くなるのです。

日本の統計情報のはじまり

　戦国大名たちにとって、強い国作りをすることは大切なことでした。いつやられるか分からない世の中ですから、軍備や兵糧を常に十分に保つ必要があったのです。年貢を徴収して生産増大に努めました。そのためにも、土地と人口を正確に把握する必要があったのです。豊臣秀吉が全国統一を果たした1591年に人掃（ひとはらい）という戸口調査を行いました。これも軍役や兵糧のためです。しかしながら、このような調査は地方だけで行ったり、臨時で行ったりするものだったのです。

　日本で初めて人口調査が行われたのは、将軍吉宗のもとの江戸時代です。1721年に行われた後、5年後に一度行われ、その後、6年ごとに行われたので、子の年と午の年で「子午改（しごあらため）」と呼ばれました。これは、経済の変化を的確につかみ、政策遂行の判断材料にしたとのことです。暴れん坊将軍はすごかったのです。

　それよりも古い人口調査にあたるものがあります。宗門人別改帳（しゅうもんにんべつあらためちょう）です。これは、キリスト教などの信仰を取り締まるために行われていたものです。元々、宗教と人物に関する調査は別々でしたが、1671年の幕府令によって宗教と人を同時に改めることになったのです。その後、キリシタンが表面的に見られなくなっても、慣習的に続けられ、戸籍調査として定着しました。

　また、「生まれた」あるいは「亡くなった」という記録が、お寺に残っていたりします。これを過去帳というのですが、このような古い資料が町村単位で残っているため、さらに遡った江戸時代の人々の生活がわかります。例えば、1600年頃の平均寿命はよく見積もっても30歳前後というようなことがわかるのです。また、江戸時代後半のある村の新生児の死亡率は約20％だったと資料から推定できるそうです。この数字は、当時としては決して悪い方ではありません。工業化前のイングランドと同じ程度です。

平均寿命のはじまり

　平均寿命の計算は年金額を決めるために行われ、その始まりは3世紀のローマといわれています。初めは社会保障など相互扶助のために細々とやっていたのです。教会を中心に、葬儀代を住民みんなで割り勘にしようというところから始まっているといわれています。

　現在のような手法の基が確立されたのは17世紀後半のことでした。イギリスのジョン・グラント（John Graunt: 1620-1674）が『死亡率の観察』という本を出しています。この本の中で、ある年に生まれた人100名が全員死ぬまでの時間経過を追跡し死亡率を算出しました。そして、性別や居住地によって死亡率が異なることを示したのです。

　この図2-1は、ジョン・グラントの行ったことをまとめたものです。ある年に生まれた100人の人を「1番の人は37歳でお亡くなりになった」「2番の人は13歳」「3番目の人は……」というように追跡する作業です。

　その後、この方法を発展させて現在の生命表の原型を作ったのがエドモンド・ハレー（Edmund Halley: 1656-1742）です。エドモンド・ハレーは、ハレー彗星を発見したことで有名な天文学者ですが、彼も、平均寿命の計算に貢

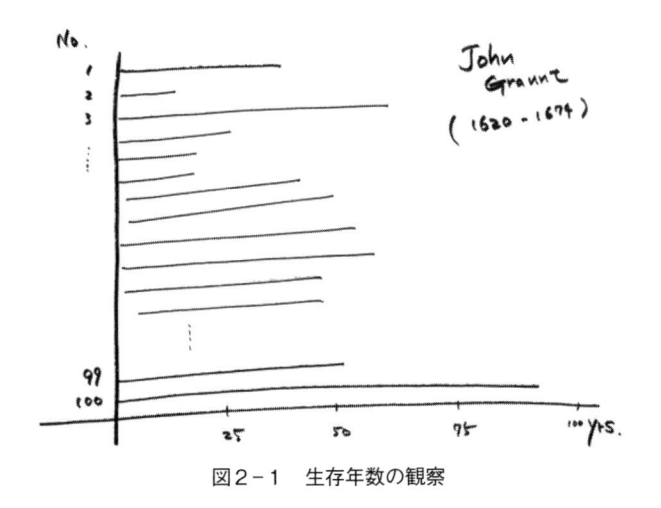

図2-1　生存年数の観察

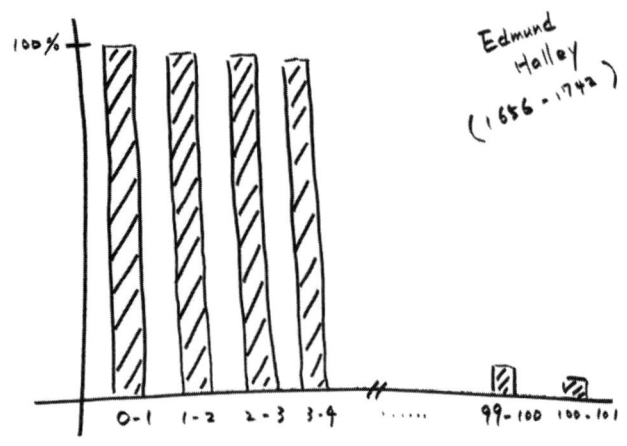

図2-2　各年齢の生存率

献しています。彼はお墓に記されている生年月日と死亡年月日を利用して、ある年にある街に生まれた人を対象に、死亡年月日を調べ続けたのです。0歳の人が1歳になるまでの死亡率、1歳の人が2歳になるまでの死亡率という具合に、全員が死亡するまでの年齢別の死亡率を計算し続けました。とても根気の要る仕事です。現在の平均寿命の算出に生命表を用いていますが、その原型をハレーは作り上げたのです。

　図2-2は、エドモンド・ハレーの行ったことをまとめています。彼はお墓に刻んである日付によって、0〜1歳になるまでに何％の人が亡くなっているかを調べたのです。すると、各年齢の範囲（例えば2〜3歳）の棒グラフができあがります。このようにして、どの位の割合で人が死んでいくのかを確認したのです。

　ジョン・グラントのように、ある年に生まれた人々を対象に、各年齢の各年齢の死亡数と生存数を全員が死ぬまで観察し、その平均生存数を計算すれば平均寿命は分かります。しかし、この方法では観察に時間がかかりすぎます。

　ところが、私たちは毎年新しい平均寿命を新聞などで確認し、リアルタイムで計算された数字を知ることができます。平均寿命はシミュレーションによって導かれた数字なのです。この基礎になる生存率を示す作業をハレーは行ったのです。

どのようにして計算するのか

さて、その平均寿命の算出方法についてですが、人間を含めたすべての動物は、時間の経過とともに、色々な原因で死んでいきます。そこで、人間の場合、一定の期間内でどのように死んでいくのか、生存の動態を知るために「生命表」というものが作られます。この生命表は、ある年に生まれた人間が年齢とともにどのように減少していくのかを示す生存数、その人々が1年ごとにどれくらい死んでいくかを示す死亡数が含まれています。

平均余命や、ゼロ歳児の平均余命、つまり平均寿命を算出する際の年齢に対する生存数をグラフ化したものを、特に生存数曲線といっています。

生命表には、年齢ごとの死亡率、生存数、死亡数等の記載があります。生命表の年齢は、100歳以上まで続いていて、生存数が1になるまで表示されています。この表は1年ごとに区切って、ある年（例えば平成20年など）の、同一年齢の人（例えば20歳など）が、どのくらい死んでいるかという情報に基づいて、各年齢で死亡率を出しています。この情報の基になっているのが国勢調査です。国勢調査は5年に1度行われますので、それを基に算出された生命表は完全生命表といい、それ以外は計算で推定しているので簡易生命表といっています。

表2-1　平成15年度男子生命表の一部

年齢	死亡率	生存数	死亡数
0 （年）	0.00308	100,000	308
1	0.00038	99,692	38
2	0.00028	99,654	28
3	0.00021	99,626	21
4	0.00017	99,605	17
5	0.00016	99,588	16
6	0.00014	99,572	14
7	0.00012	99,558	12
8	0.00010	99,547	10
9	0.00009	99,537	9
10	0.00009	99,528	9

これは戸籍に関する情報があるからこそできる仕事です。表2-1はその一部です。

シミュレートする場合には、生まれた人を10万人として計算するという決まりがあります。そのため、スタート時は必ず10万人を生存数の初期値にします。例えば、平成21年度の0～1歳までの死亡率が0.00308であれば、1年間の死亡者数は308人（10万人×0.00308）と推定されます。すると、1年たった時点の生存数は10万人から308人を引いて、9万9,692人となります。これが日本人の死んでいく確率で順調（表現が変ですが）に減少していった場合の1年後の推定値です。

その次の年にも死亡率が算定されています。例えば2年目は0.00038であった場合、前年度の生存数（9万9,692人）に2年目の死亡率をかけて2年目の死亡者となると思われる数は38人となります。つまり2年目の生存者は、9万9,692人から38人を引いて、9万9,654人となる訳です。

この生命表における死亡率の数字を使って、折れ線グラフを作ったものが、生存数曲線（図2-3）です。

このようにグラフの折れ線は生存数を示しており、減少分が死亡者となります。つまり死んだ人ということになります。

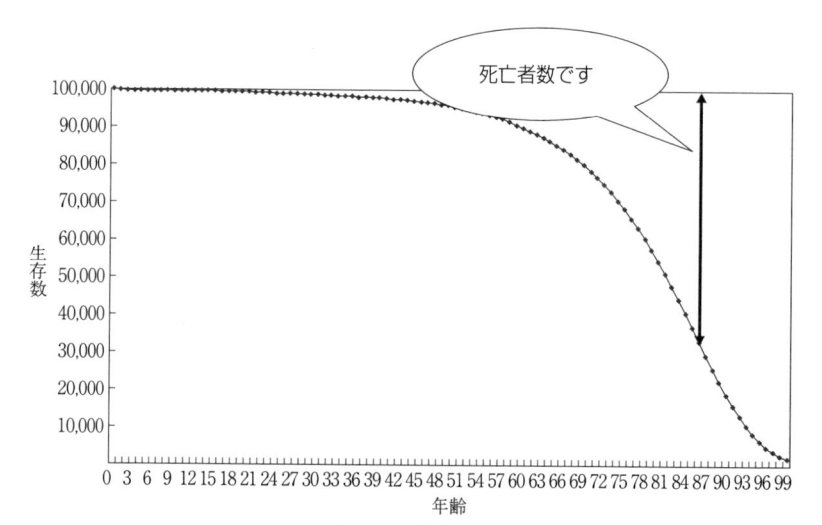

図2-3　生存数曲線

1歳刻みの各年代で計算された死亡率があり、その死亡率に従って死亡する環境下で、10万人の人がどのように死んでいくのかを示したものが生存数曲線です。

忘れてはいけないことは、生存数曲線があくまで推定された計算上の値でシミュレートしたものであるということです。つまり、過去のデータによって推計されているものなので、60歳の死亡率は、60年前に生まれた人の現在のデータによって示されているということです。

グラントとハレーのお仕事は、違うことをやっているようですが、実はよく似ています。グラントの仕事の結果を、短命な人が上、長命の人が下、というように生存年数順に並び替えますと同様の形になります。

例として10人で構成されている国があるとして考えてみましょう。スライドの5は横軸に年数（1ブロック5年とします）、グラントさんの考え方であれば、10名の人の人生の長さを観察したと思って下さい。縦軸に観察されたNo.1からNo.10までの10名の人をおいて、短命な人から上に配置していることになります。

一番短命な人は5歳まで生きましたが、次のブロックでは消えています。つまりお亡くなりになっているということです。次の人は10歳まで生きてお亡く

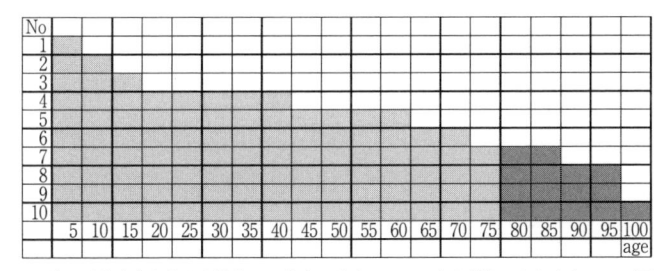

75歳の平均余命を求めた場合、75歳まで生存している人が対象になります。この図においては、No.7からNo.10までの4人が生存者です。この4人の人達が75歳以降に生存する長さの平均年数の推定値が平均余命です。この図の75歳で切った線を越えた部分を数え、生存者数で割れば、平均余命が求められます。No.7の人はブロックが2つ。同様にNo.8の人はブロックが4つ。No.9の人も4つ．No.10の人は5つです。すべてのブロックを足し合わせると15ブロックとなります。この図においては、ブロックが5年を意味する（この図の場合だけ）ので、5年×15ブロックで75年を意味することになります。4人全員であと延べ75年生存することになります。この値を4人で割ると18.75年となり、この図における75歳の平均余命は18.75年と算出されます。

図2-4　生存数曲線の考え方

なりになりました。このようなことを示すことになります。

　このグラフをハレーさんの仕事のやり方に合わせてみますと、5歳までは100%の人が生きていて、次の10歳までででは90%の人が生きていたことを示すことになるのです。

　グラントも、ハレーも平均的な死んでいく割合として表現しています。

　繰り返しになりますが、平均余命とは、ある年齢の人が、あと何年生きられるかを表した期待値です。そして、平均寿命とは、生まれたばかりのゼロ歳児に限定した平均余命のことでした。

　平均寿命は図2-4のグラフのブロックの数を数えて、延べ年数を計算し、人数で割ったものです。そして、平均余命は、ある年齢から先のブロックの数を数えて、延べ年数を計算し、ある年齢まで生きている人数で割ったものです。

　例えば、75歳の平均余命を図2-4で考えるとしたなら、75歳までにお亡くなりになった方は、計算に入りません。余命とは、生きている人があと何年生きるかを扱うものだからです。そのため、75歳から先の年齢のブロックを数えることになります。つまり、75歳以降の人々が平均的にどの位生き続けるかを問題とするのです。

　平均寿命や平均余命の計算方法の考え方はこのようなものです。

　　人生の初期は死にやすい

　生命表の一部を抜き出して、0～10歳までの生存数曲線をグラフにしたものが図2-5です。このグラフを見ると、人生の初期に死にやすいことがわかります。

　日本では、七五三をお祝いします。このお祝いは数え年の年齢を使っています。昔は旧暦を使ったのです。むかし旧暦で、数え年を用いたのは、3年に一度 閏月が入るため、年間の月の数が合わなくなるからです。そのため、満年齢を使わずに、数え年を使ったのです。数え年は、生まれたときに1歳として数え、元旦を迎えると1歳ずつ足していきます。

　単純に考えると、1.5歳ぐらい満年齢より多いと考えてください。そこで、先程の七五三のお祝いは、5.5歳と、3.5歳と、1.5歳の子どもを対象とすることに

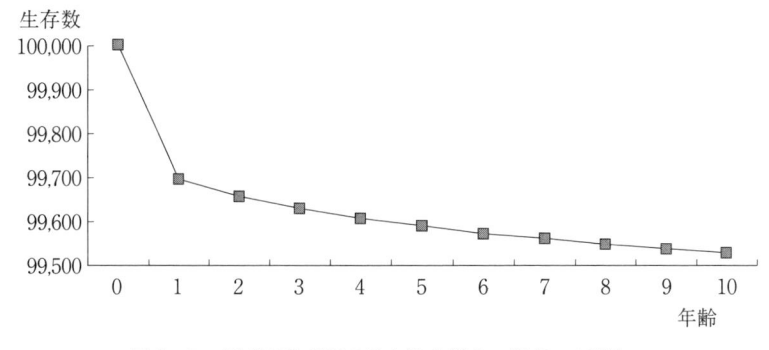

図2-5　平成15年男子の生存数曲線の一部（0〜10歳）

なります。医療が充実していなかった頃、子どもは、生まれてすぐの時期や5歳までの生存が難しいので、その時期を越えたということでお祝いをしたのですね。

本来、人間は人生の初期において、生きることが大変であるため、公衆衛生の分野では、乳幼児死亡率（5歳未満死亡率）の値を重要視するのです。

生活が劇的に変化すると……

平均寿命とは、その年に生まれたゼロ歳児に、人生の先輩たちの年齢別死亡率をあてはめ、彼ら新生児が、その死亡率どおりに死んでいくと仮定した場合の平均生存年数（平均余命）です。これは逆にいうと、あくまでもこの平均寿命はゼロ歳児が先輩の死亡率どおりに死んでいくときに限って正確であるということになるかも知れません。

私たちの生活環境が劇的に変化しているとしたならば、この計算方法はまったく意味を成さなくなるのです。

沖縄の肥満率が日本一なのに、どうして女性はまだ長寿日本一なのか。この疑問の原因は、私たちよりも先に生きてきた先輩のデータを使ってシミュレートしていることにあります。死亡率の算出方法がこれまで生きてきた先輩たちのデータを基にしているからです。

国民医療費の状況

　さて、お金の話しをしますと、平成21年度の国民医療費は36兆67億円、1人当たり国民医療費は28万2,400円となっています。すごい金額です。ちなみに国民医療費の国民所得に対する比率は10.61％です。

　過去を振り返ってみますと、平成元年度の16万100円から、すごい勢いで増えています。医療費はタダではありませんので、出所は私たちが払う税金です。日本は少子高齢の社会構造になっていますので、よりいっそう国民に負担が掛かるのは間違いないでしょう。

　医療費以外のことも見てみましょう。日本の財政は既に破綻しています。平成21年に財務省が報告した国の債務残高は846兆6905億円です。国民1人あたり、663万円の借金を抱えていることになります。大変なことです。これを生産者人口で支えなければならないわけです。

　生命表などの統計データは、国家財政のプランニング、生命保険などの資料、個人の人生のプランニングに有益な情報を与えてくれるのです。私たちの家計でも、「あと何年大学に行って、結婚資金がどの位で」などと、考えなければならないことはいっぱいあります。それと同様に、国全体もどの位、高齢者層がいて、生産者人口がどの位いて、医療費にどの位かかるのか、社会保障にどの位かかるのかを考える必要があります。そのために、このような統計情報が活用されているのです。

昔は寿命が短かった？

　ちなみに、初めて日本が生命表をつくった時は、明治24年（1891）から31年（1898）のデータを基にしています。この当時、算出した平均寿命は、男性が42.8歳、女性が44.3歳という数字です。その後、大正9年と14年に行われた国勢調査の結果をもとにした計算でも、男性が42.06歳、女性が43.2歳とされています。現在の82歳から比べると約半分です。

　なぜ、昔の平均寿命は短かったのか。その要因は明らかになっています。現

在は「乳幼児の死亡率の低下」「寄生虫や伝染病などの天敵の排除」「医療技術の進歩によって生命管理が画期的に進んだ」生活状況であるといえます。これらのことから、平均寿命の数字が飛躍的に延びたといわれています。

　第二次世界大戦の終了前の死因は、肺結核や感染症が多かったのですが、それ以後はガン、心疾患、脳卒中などが多くなっています。これは生活習慣に関わるものが多くなったという側面と、その他の死因が少なくなっている2つの側面があります。感染症などによる死亡が減少したため、日本人の平均寿命は長くなり、生活習慣病の割合が高まったと考えてよいでしょう（図2-6）。

　いずれにしても、乳幼児の死亡率が低下したこと。寄生虫や伝染病の排除、医療技術の進歩によって、平均寿命が長くなっているのは間違いありません。

　その要因の一つの乳児死亡率を説明しましょう。

　乳児死亡率は、生後1歳未満の死亡率のことをいい、通常出生1,000対の乳児死亡率で観察します。乳児の生存は母体の健康状態、養育条件などの影響を強く受け、その地域の衛生状態の良否や、経済、教育を含めた社会を反映する指標であると考えられています。そのため、乳児死亡の動向を確認することは、非常に重要です。また、乳幼児死亡率は、生まれた子どもが5歳までに死んで

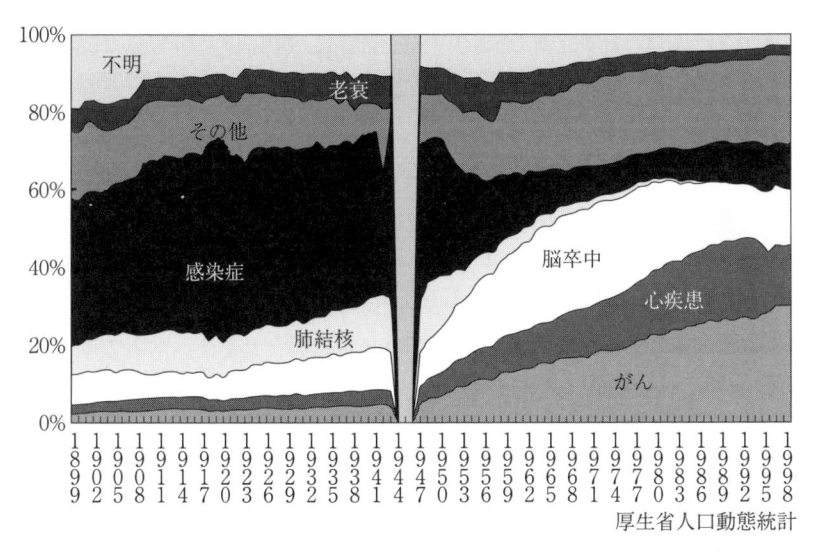

図2-6　わが国における死因別死亡割合の経年変化（1899〜1998）

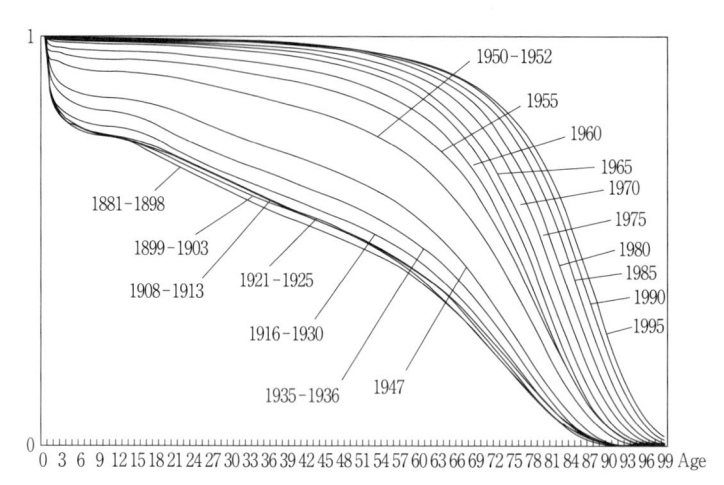

図2-7 わが国における女性の生存数曲線の推移

しまう確率を出生1,000対で示したものです。

　我が国の乳児死亡率は、大正末期までは1,000対の乳児死亡率で150の数字を示していました。つまり15％の赤ちゃんが生まれてから1年未満で死んでいたのですね。この数字は昭和15年（1940）には100以下となります。昭和22年（1947）には76.7に、昭和35年（1960）には30.7に、昭和50年（1975）には10.0と急速な改善を示しています。現在、平成21年（2009）には2.4となっており、世界の最高水準を達成しています。

　図2-7は、わが国の女性における生存数曲線の推移を示したものです。横軸には年齢、縦軸には比を表す1と0の数字が記されています。各年代の調査データに基づいて、生存数曲線は導かれています。

　一番低いところの線は、1881～1898年の古いデータです。一番高いところの線は1995年の現在に近いデータです。この2本のデータを比べてみると、古いデータでは人生の初期に多くの人が亡くなっていることに気づきます。1898（明治31）年の頃は、出産すること自体が一大事であったわけです。その上、その後に丈夫に育てることも大変なことだったことがうかがえます。

　私たちは、科学技術によって、人生の初期における生命の危機を脱しているのです。

大正末期の昔は満1歳までに15%が死んで、その後もバタバタと病気で死んでいきました。小学校に入れたのは7割程度です。その上、成人になるまでにも結核などの伝染病の影響で、親になれるのは約6割でした。このようなことがあるために、平均寿命という数字で見ると、乳幼児の死亡率が足を引っ張り平均値を下げたため、戦前は40歳程度で低迷していたのです。平均寿命が40歳程度だからといって、中年でバタバタ死んだのかというとそうではありません。25、26歳まで生き延びた人は結構長く生きることができたのです。現在の発展途上国が同様の状況を示しています。生まれてしばらくの時期を過ぎれば、生き残って長生きできるのです。そのため、平均寿命で人間の生命力を測るということになれば、あまり意味はないかも知れません。しかしながら、医療体制や衛生状態の指標としてならば有効な指標となるかも知れません。
　平均余命を使って、次のような計算をしましょう。
　1909年当時の男性の平均寿命は44.3歳でした。20歳男性の平均余命は41.1年でした。つまり、61.1歳で死亡すると予測されます。平均寿命と死亡推定年齢である平均余命と年齢の和には、16.8歳のずれが生じています。一般に平均余命と年齢の和は平均寿命よりも多くなる傾向があります。それは人生の初期に死亡の危険にさらされることが多いからです。
　一方、2009年のデータでは79.59歳が平均寿命。20歳の平均余命は60.04歳であり、80.04歳で死亡すると推定されるわけです。その差は0.45歳です。
　平均寿命は社会の成熟と共に延びていきますが、平均余命はそれほど大きく改善されないので、医療体制や衛生状態がよくなるにつれてズレは次第に小さくなります。
　ズレが小さな状況は、戦争や災害がなく、医療や福祉が充実し、集団の社会制度が成熟していることを意味すると考えられます。現在の日本は医療制度などの部分は充実しているようです。
　平均寿命と健康の関わりは、環境や生活の状況によって大きく異なります。例えば、発展途上国では、平均寿命を引き上げることは非常に重要なことです。長く生きることが、健康に生きることにつながる部分は多く占められるでしょう。エイズの蔓延や戦争がなければ、多くの人々は生きることが可能になり、健康な社会につながっていくでしょう。

しかし、我々が住む日本においては、すでに長く生きることがある程度確保されています。そのため、単に長く生きるというよりは、どのように生きるかが、健康に必要なものとして問われるようになっています。このように環境や社会情勢によって求められるものが異なります。求められる健康は変化するものなのです。生きることがある程度保証されている、私たちの環境に感謝したいものです。

【参考文献】
アドルフ・ポルトマン『人間はどこまで動物か』高木正孝訳、岩波新書、1961
西丸震哉『41歳寿命説―死神が快楽社会を抱きしめ出した―』センチュリープレス、情報センター出版局、1990
佐藤方彦『長生きのはなし』技報堂出版、1990
辻一郎『健康寿命』麦秋社、1998
鬼頭宏『人口から読む日本の歴史』講談社学術文庫、講談社、2000
鬼頭宏『2100年、人口3分の1の日本』メディアファクトリー新書、メディアファクトリー、2011

生理的早産と成長

　人間の出産・育児といった親と子の「生育環境」について考えてみましょう。
　昆虫などの小さな生き物は、親の顔を知らずに勝手に生きていきます。鳥類や哺乳類の子どもも、生後しばらくは親の世話になりますが、やがて独立して、自分の親がどんな顔をして、どこの誰なのかもわからないようになってしまいます。
　一方、人間は親に面倒を見てもらって当たり前という感覚が子どもにはあります。この親と子の関係は、生物の世界において極めて特殊なものです。
　スイスの動物学者ポルトマンは、哺乳類動物を就巣性と離巣性に分類しました。妊娠期間が短く多産で親と異なる体型で生まれ、親の保護を受けなければ生存することができないものを就巣性。これに対して、妊娠期間が長く原則的に1個体を出産し、子どもは誕生とともに親のように行動するものを離巣性としたのです。
　しかしながら、人間はこの両方の性質を備えています。人間は妊娠期間が長く（280日）、原則的に1個体を産むということからは、ウシやウマと同じ離巣性です。その一方で、子どもは頭が大きく、四頭身で八頭身の親と異なった体型であり、親の保護なしには生きていけません。この点ではイヌやネズミと同じ就巣性ということになります。
　人間の脳を見てみると、成人の脳が、1,300～1,400g前後であるのに対し、新生児は370～400gです。ただし、身体の大きさを基準にすると、体重の約10%の重さを占め、相当の頭でっかちです。大人の体重における脳重量の割合は、約2.2%です。実際、人間の胎児は極めて未成熟の状態ですが、先に脳を成長させ、その後、身体のパーツが成長していくのです。そのため、全身の成長過程から見れば、脳は著しい変化がないことになります。元々ある程度成長した段階で出産に至るということです。

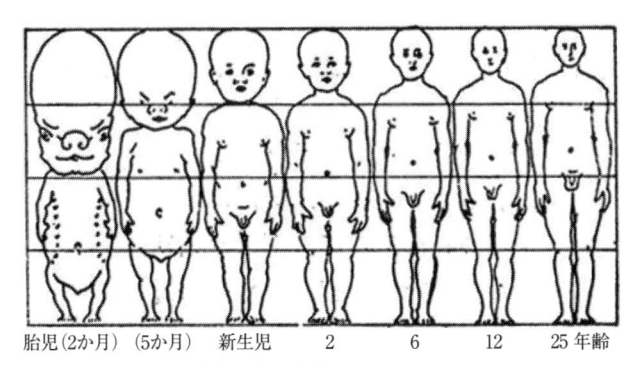

図　身体比率の変化（Stratz CH, 1928）

脳に比べて、身体の方は著しく成長する訳ですから、大人になれば、八頭身になります。部位によって成長の時期が異なるのです。
　他の器官よりも早く発達することを「優位性」といいます。例えば、神経系の組織器官は新生児が成人になっても数倍にしかなりませんが、その他の器官や組織は20倍から40倍になっています。例えば、重量で確認すると大脳は4倍になりますが、筋肉の重量は37倍にもなります。つまり、生命の根源に関わる部分から先に作られるということです。
　未成熟の状況で生まれてくることから、ポルトマンは、人間を特別の動物として「生理的早産」と表現しました。ウシやウマのように、出産後すぐに歩けるような状態で世の中に出てくるためには、あと1年くらい母体内に留まっておく必要があるといいます。ところが、それでは母体に過度な負担をかけてしまうので、やむなく未成熟の状態で生まれてくると考え、通常化した早産という考えを提示したのです。
　さて、人間の新生児がどの程度未熟なのかは別として、少なくとも、自らの命を守るということについては極めて無力です。この無力さゆえに、人間の親子関係は他の動物に見られないほど、密接な関わりが生じるのです。ただし、無力といっても新生児の脳の比率的大きさから考えて、無限の可能性を秘めているとも考えられます。そのため、どのように誰に育てられるか、または、どのように育てられるかが大きな問題となるのです。
　人間の成長とは料理を作るようなものです。料理は作り手によって多種多様。好みは十人十色です。家庭環境によって、好みの違いが色濃く出ます。同様に、人間も遺伝子で決まるのは器だけです。だから、双子も性格が異なって育つのです。結局、個人の生き方と育ち方が重要です。特に人生の初期における刺激は、子どもの全生涯に影響するといっても過言ではないでしょう。
　素晴らしい人生のために、良い刺激を求め、そして与えたいですね。

第3章

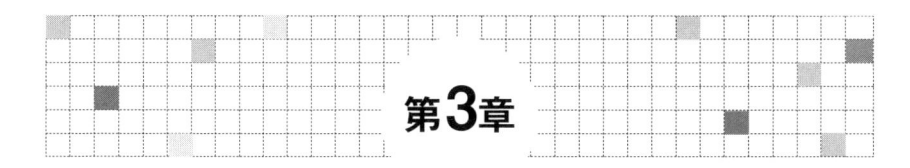

命の「はじまり」について

命と時間

　平均寿命などの数字のデータは、命の長さ。つまり、命の量的評価をしたものといえるかと思います。しかしながら、考えてみると命はいつから始まるのでしょうか。そして、いつ終わるのでしょうか。そこで、命の「始まり」と「終わり」について考えてみたいと思います。

　人間の寿命を考えた場合、人間の「生き死に」とはどこから何処までのことを指すのでしょう。私たちそれぞれが、それぞれに持つ命。その命というものは、とてもわかりやすいものであったはずなのですが、科学技術の発展によって、その命の「始まり」と「終わり」が不明確になっています。

　命の長さに人間の持つ科学技術が介入している例として、延命治療があります。延命治療とは、一般に回復の見込みがなく、死期が迫っている終末期の患者への生命維持のための医療行為をさします。人工呼吸器の装着、心臓マッサージや昇圧剤の投与による心肺機能の維持、水分や栄養などの点滴などがあります。

　ここで、救命と延命ということを考えてみましょう。医療行為を行う場合、回復することを前提にしています。例えば人工呼吸器の場合、ある場所で大き

な事故があって、みんな大けがをして重傷の人もいるとしましょう。中には自分で呼吸ができない状況に陥っている場合もあるでしょう。呼吸できないと死んでしまいますので、人工呼吸器をつけて対処する時間を稼ぎ回復を待つ。この人工呼吸器の装着はまぎれもなく救命です。しかしながら、終末期の患者さんの場合、その人が回復する見込みがあるかどうかはわからないのですね。そのように考えると、どこまでが救命で、どこからが延命なのか。この線引きは困難な気がします。

　救命は、危険にさらされている人の命を救うことです。それに対して、延命は命を延ばすことをさします。延命治療が、本当に余計なことかどうかは、簡単にわかるものではありません。

　延命は、命を延ばすための行為をさします。それが治療としてなされていれば問題ないのです。しかしながら、回復の見込みのない方に治療を続ける延命治療は、意味がないのではないかという議論があります。

　延命できるということは、医療技術の発展による恩恵を受けているということです。その一方で、医療技術に寄りかかって生き続ける不自然な人間の一生ということになるかも知れません。つまり、不自然な寿命となっているのではないかと感じる部分があるということです。

　これは科学技術の発展に伴い、生まれ、そして、死んでいくことをどのようにとらえるかという私たち現代人の考え方が多様になったからでしょう。

　このような、生命に関する問題は多数あります。出生の問題として、体外受精の問題、出生前診断の問題があります。死亡に関する問題にも、安楽死、尊厳死、そして、脳死の問題などが思い浮かぶでしょう。これらは生命の時間軸に関わるものです。つまり命の長さに関わっています。

　これらのことが問題になっている背景には何があるのでしょうか。まず、命の選択が許されるかということが重要になってくるのではないでしょうか。自分ではない第三者という意味で、他人という言葉を用いますが、他人の命を選択すること。これは、人工妊娠中絶などです。自分たちが作った命に対して、「生かす」「殺す」の選択をしています。日本においては妊娠22週までは堕胎可能です。乱暴な言葉を使うと、「殺人と違うのか」という疑問は心の中にわき起こってきます。堕胎可能であるということは、命としてまだ認めていないと

解釈しているということでしょうか。

　自分の命ではどうでしょうか。例えば尊厳死。自らの尊厳が保てないということを理由に死を選択する。このことを認めてくださいとの動きがありますが、日本はまだ法的な整備がなされていません。そのため、日本においては、医師が末期患者の人工呼吸器を外した場合、殺人として警察が捜査したり、報道されたりします。これも乱暴な言葉ですが、尊厳死を認めた場合、「自殺とは違うのか」という疑問を抱いてしまいます。自殺はいけないと言っておきながら、尊厳死は認めようというのは、どうもすっきりしません。末期の状況で生きているのは、命をまっとうしているに値しないということなのでしょうか。

　ここでは、出生を扱って話を進めてみたいと思います。

体外受精

　2010年度のノーベル医学生理学賞の受賞者は、体外受精のパイオニアであるイギリス人科学者ロバート・G・エドワーズです。この体外受精が初めて行われたのは、1978年のイギリスです。当時、試験管ベビーとして世の中を驚かせました。卵子と精子を体外で受精させることに成功したのです。試験管の中で受精したので試験管ベビーというわけです。日本では1983年に東北大学で体外受精による赤ちゃんが誕生しています。

　現在では、通常の医療行為として不妊治療に用いられています。この体外受精は不妊のご夫婦には有り難い医療技術です。

　体外受精の技術を使って問題になっているのが、救世主兄弟です。救世主兄弟というのは、必要な人体の部品を作るために生まれてきた子どものことです。

　先天的な遺伝子異常により、引き起こされる白血病などで、血液を正常に作ることができない患者さんがいます。その方の治療には、血液のもとを作ることのできる造血幹細胞を移植しなければなりません。

　その造血幹細胞を移植するには、免疫の型が一致する必要があります。免疫の一致には、HLA（Human Leukocyte Antigen）免疫の型（白血球の血液型のようなもの）を合わせる作業が必要です。他人では数万人に1人という途方もない確率ですが、兄弟姉妹の場合は4人に1人の確率になります。なぜなら、

父親と母親からそれぞれ1対の2重らせんをもらい受けるので、2×2の4種類（父親の1と母親の1、父親の1と母親の2、父親の2と母親の1、父親の2と母親の2の4種類の組み合わせ）が生じる訳です。4分の1の確率です。

そこで、他人からであれば気が遠くなる作業ですが、兄弟姉妹であれば免疫を一致させることは容易なので、次の子どもを作ればよいということになります。その免疫を一致させるために、体外受精の技術が活用されます。体外であるため、すべて確認しながら作業は進められます。

これが「救世主兄弟」です。兄弟を救うために作られた子どもです。遺伝子を選ばれて生まれた存在ということになります。

体外受精を行った受精卵が8個に分裂した時点で1個を取り出します。免疫の型を調べて一致する物を使う訳です。兄弟では4人に1人ですから、確率上は最低4つの受精卵が必要ということになります。そして、適合した受精卵は、母親の胎内に戻され出産を迎えます。出産の後、子どもが1歳程度に成育してから、骨髄が採取され、造血幹細胞を兄弟に移植するのです。そして、移植された造血幹細胞のおかげで、患者である兄弟は血液を再びつくることができるようになります。

この作業で患者は助かります。救世主兄弟と患者である兄弟の間では、HLA免疫の型が完全に一致するため、すべての臓器移植が可能ということになります。

実際にイギリスでは2004年に救世主兄弟が作られました。もちろん大論争となりました。将来、臓器移植のために救世主兄弟が作られるのではないかと心配されたのです。その子は「一生ドナーとして生きる存在」ということになるのでしょうか。そうであれば、その子の存在は一体何なんでしょう。

その一方で、「兄弟も助かる。新たな元気な子どもも授かる。良いことばかりだ」という意見もあります。議論の結果、2008年にイギリス議会は、血液の病気に限って救世主兄弟を認めました。一方、アメリカにおいて規制はありません。

体外受精の技術によって、不妊に悩んでいたカップルの間にも子どもを持つことができるようになりました。これは大変喜ばしいことです。ところが、良いことばかりではありません。体外受精は多くの情報がもたらされます。その

ため、先天的な障害をもった子どもをあらかじめふるい分けて、先天的な障害のない子供だけを選択的に産むこともできるのです。その際に、異常の見つかった受精卵は捨てられることもあるのです。

　生まれてくる子どもが、どのような状況であるのかを事前に調べることを、出生前診断といいます。体外受精を行わなくとも、胎児の状態を確認できる方法が他にもあります。超音波診断、羊水診断、絨毛診断などです。妊婦さんのお腹の中にいる胎児の様子を調べて、その胎児に奇形や障害がないかをあらかじめ知る技術です。

　このような方法で障害が見つかった場合、どうなるのでしょう。白井泰子ら（1990）が行った1978年調査の集計結果によると、胎児に障害が予測される場合の人工妊娠中絶に関しては、日本人の妊婦の約90％が賛成しているとのことでした。日本では妊娠22週未満までの妊娠中絶が認められています。フランスやイタリアでは障害が見つかった場合は、無制限に中絶できます。

　2006年、厚生労働省研究班と日本家族計画協会が共同で実施した「第3回男女の生活と意識に関する調査」によると、16～49歳の女性の7人に1人が人工妊娠中絶を経験しているとの結果が出ています。この調査では男女3,000人を対象にしており、その女性の14.2％が中絶を経験し、そのうちの23.7％の人が複数回の人工妊娠中絶の経験者だったというものです。この結果は直接障害との関わりはないのですが、人工妊娠中絶がかなり身近なものになっているという驚きがあります。

　障害だけではありません。数が多い場合も処理されることが多いようです。例えば、不妊治療のために排卵誘発剤を用いることがあります。それが原因で5つ子など（多胎妊娠）ができることがあります。このときに、子どもの数を減らすために、子宮の中の胎児を1つか2つ破壊する手術を行うことがあります。これを減数手術といいます。

　赤ちゃんを産ませるための科学技術は、不必要な赤ちゃんを取り除くための科学技術と同じものです。容易にすり替わってしまうのです。

命、はじまりの時点

法律上、人間としての命と考える時点はどこからなのでしょうか。

胎児の妊娠中絶ができるのは、妊娠22週未満と母体保護法によって決められています。人工妊娠中絶を行う場合、母体保護法の要件を満たしていれば合法となりますが、要件を満たしていなければ違法となります。その要件というのは、母体保護法14条に規定されています。

1. 都道府県の医師会が指定した医師が行うこと。2. 本人と配偶者の同意があること。2-2. 配偶者が判らないときや、配偶者が障害などで意思表示ができない場合、妊娠後に配偶者がなくなった場合は、本人の同意だけでもよい。3-1. 妊娠継続することや出産が、身体的にまたは経済的な理由によって母体の健康を著しく害するおそれがあること。3-2. レイプによって、妊娠してしまった場合。

これらの3要件をすべて満たしていれば合法ですが、満たしていない場合は、堕胎罪にあたります。

また、妊娠12週以上では、墓地、埋葬に関する法律や死産の届け出に関する規定によって、両親は中絶後に死産届を提出し、胎児を埋葬する義務があります。一方、12週未満の胎児については法的な規定は何もありません。

2004年7月横浜の伊勢佐木クリニックの内部告発によって、ある事件が発覚しました。このクリニックでは妊娠12週未満の胎児をポリ袋に入れて一般ゴミとして捨てていたのです。そもそも中絶が認められるのは、妊娠21週までの胎児で、12週以上の胎児については、自然に亡くなった場合でも、人工的に中絶をした場合でも、死産届を自治体に出して火葬場で焼却することが墓地埋葬法で決められています。

最終的にこの事件では、横浜市は廃棄物処理法違反で院長を告発しています。横浜市側の説明は「神奈川県には胞衣条例というのがあり、12週未満の胎児や胎盤などは、胞衣業者に委託し焼却処分することになっています。伊勢佐木クリニックは胞衣業者に出さずに一般ゴミとして捨てていた。ゴミを収集する人がエイズ等の感染症にかかる危険に曝されていました。その点が一番問題なの

です」。どうも行政の説明もすっきりしません。感染性廃棄物として捨てるのであれば問題がないというのであれば、ゴミと変わらないということです。

12週未満の中絶胎児が人の命として扱われていない。そのことがこの事件では最も問題だと思うのですが……。

明治時代までは、堕胎した胎児や間引きした新生児は、川に流す、夜に山に埋める、床下や縁の下に埋めるなどが一般的でした。戦後は「死産の届け出に関する規定」が施行され、死産届けが必要となったのです。しかし、それ未満の胎児については規制外となりました。この理由としては、胎児の死亡率を把握するという公衆衛生上の理由で、12週以上をヒトとして中絶を禁止する欧米諸国の基準に合わせるためだったとのことです。

いつから人の命がはじまると考えたらよいのでしょう。法律では、12週未満では死亡診断書は発行されません。そして、12週以上は死産届が必要です。22週未満は妊娠中絶が可能です。人の命は連続的であるのに、このように明確に期限が切れるものなのでしょうか。

2004年の夏頃、中国で中絶胎児の細胞移植手術を受けるため、脊髄損傷の日本人が相次いで海を渡るということが報道されました。脊髄損傷というのは、背骨の中を走る神経である脊髄が、事故などで傷つき、手足の自由を失ったり、しびれたりするものです。日本国内には10万人の脊髄損傷者がいるといわれています。その治療のために中絶胎児の細胞を用いるということで話題になったのです。

この治療には幹細胞が使われます。普通、細胞というものは、特定の役割しか果たせないようになっています。ところが、人間はもともと受精卵からスタートしているのですから、色々な役割を果たす細胞に分かれていることがわかります。これを分化といいます。ある程度分化が進んでいるのですが、ある程度限定的に、様々なものに分かれる細胞を幹細胞といいます。幹細胞は、組織や臓器に成長する元となる細胞で、ほとんどの臓器や組織中に存在しています。例えば造血幹細胞であれば、赤血球や白血球などのあらゆるタイプの血液細胞が作られます。

ここでは、治療法のことを問題とするのではなく、中絶胎児の扱いをどのように考えるかということに焦点を当てていきたいと思います。1人の命を救う

ために中絶胎児を使うことを、「どうせ捨てられるのだから」と考えるか、「1人の命が犠牲になっていると考えるか」という問題です。出生前の胎児も、もちろん命であることは皆わかっているのですが、自らのおかれた立場、境遇によって主張は変わるものでしょう。自身が後天的に障害を抱え治療が必要な場合、あるいは、その胎児の親である場合など、色々な立場が考えられます。

脳がないと人ではないのか

さて、皆さんは無脳症児という言葉を聞いたことがありますか。先天的な異常で脳が形成されずに出生します。脳がないので、生存能力はありません。しかしながら、臓器は形成されています。

帚木蓬生著『臓器農場』という小説があります。無脳症児の出産を意図的に誘発させ、その無脳症児の臓器を使って移植手術を病院が組織的に行おうとします。この病院内部の暴走行為を暴こうとする医師と看護師の物語です。

この小説の中で、このようなセリフがあります。

「数日で死ぬとわかっているなら、何もそれまで待つ必要はない。臓器の機能が弱まらないうちに取り出して、生存の可能性のある患者に使おうと誰しも考えるだろう。救命を至高の使命とする医療の最も単純なあり方だ。しかし、数日の命と数年の命は、本当は見かけほど大きな違いなのか。」

この部分は移植による救命医療を受ける命と、ドナーにされる無脳症児の命の重さを比較しているということになるでしょう。

「脳死状態にある人間が生きた過去をもっているのに対し、無脳症児はそれをもたない。いわば、生まれた瞬間から脳死なので、人としての定義を満たさないという。」（中略）「しかし、無脳症児の心肺、肝腎などが機能しているということは、彼らが生きている証拠ではないのか。脳がないということは、一種の病気であり、治療を要する状態だとはみなせないのか。」

この部分は身体の存在はあっても、脳がなければ命の存在ではないという解釈に疑問を投げかけているわけです。

1981年12月11日のこと。名古屋市の泌尿器科の医師が、生まれたばかりの無脳症児から、小さな腎臓2つを摘出し、慢性腎不全の8歳女児に移植したという出来事がありました。結果的に拒絶反応が激しく、2カ月半で機能しなくなりました。この移植に関して、医師は学会や論文で公表したのですが、人道的、倫理的に問題だとする批判の矢面に立たされました。

この無脳症児の移植は、私たちに命の存在について問いかけています。物理的に存在はしているのですが、脳がないという場合、これは命と言えるのかどうか。移植医療において、「命の優劣をつけてしまうのではないか」ということを、私たちは真摯に考える必要があります。

命の優劣

先述の救世主兄弟においても、助けたい第1子がいて、その命を救うために作られた第2子がいるということになりますので、第2子は副次的存在になるかも知れません。

将来、臓器移植のために救世主兄弟が作られるのではないかということが問題になりました。何といっても、免疫の型が完全に一致するのですから、その子はドナーとしては完璧な存在です。もしかすると、一生ドナーとして生きていくことになるかも知れません。そうなると、その子の存在はどのように考えるべきなのでしょう。

このことを映画にしたのが、2009年に公開された「私の中のあなた」という映画でした。救世主兄弟の妹が、両親を裁判で訴える中で人間愛を表現するという美しい映画でした。この映画は、救世主兄弟と救われる兄弟の揺らぐ心を表現しています。救世主兄弟が副次的な人体部品の工場であってはなりません。

人間というのは過去において残酷なことを繰り返していますが、優生学という考え方もそれに当たるでしょう。優生学とは、進化論を説いたチャールズ・ダーウィンの従兄弟にあたるイギリスのフランシス・ゴルトンが1883年に作り出した造語で、生まれながらにして優れた資質や能力をもつ人種や人間を増やし、劣等な人種や人間の増加を防ぐことをめざすという考えです。ここでの劣等な人間とは、精神異常者や精神遅滞者、犯罪者などで、結婚の禁止や不妊手

術によって子孫を残さないようにする策が考案されました。

　この考えを国家的に取り入れたのがナチスです。そして悲劇が起こりました。ヒトラーのナチス・ドイツは、優生思想を政策に採り込み、ユダヤ人を劣等民族として収容所に入れて虐殺しただけでなく、20万人ものポーランド人を親元から引き離してドイツ人となるための教育を受けさせたり、レーベンスボルン（生命の泉）計画と呼ばれる政策を実行したりしたのです。

　金髪、碧眼、長身といった身体的特徴を持つ北方人種を、より純粋なアーリア人と考え、ドイツ人のアーリア化を促進する目的で、ドイツ人ナチ党員男性に対してノルウェー女性との性交渉を積極的に奨励したのです。これがレーベンスボルン計画です。1940〜1945年までの間にレーベンスボルン計画によってノルウェー国内10カ所に設けられた産院で出生した子供は約8,000人、施設外の約4,000人も含め約1万2,000人の子供が駐留ドイツ兵とノルウェー人女性との間に生まれたとされます。つまり、国家的私生児ということになります。

　ドイツ降伏後に当時のノルウェー政府が「対敵協力者」の処分を行い、ノルウェー人女性約1万4,000人を逮捕、そのうち約5,000人が18カ月間強制収容所に入れられました。特にドイツ兵と結婚した女性についてはノルウェー国籍を剥奪されたのです。また、出生した子どもについては恣意的な『知能鑑定』が行われ、「子供たちの半数が知的障害の可能性が高い」と断定しました。

　明確に命の優劣をつけているのが、ナチスのような優生思想です。この考え方は極端なので、受け入れがたいものです。しかし、臓器移植を望むという気持ちは、移植する臓器の持ち主の命と移植される側の命を、天秤にかけているとも言えなくはないでしょうか。つまり、命に優劣をつけているとも考えられます。

　最近では、出生前診断や受精卵診断が可能であるという話は冒頭で致しました。これは紛れもなく人間を選別する技術となっています。

　私たちが生まれてくる子どもに「五体満足で健康であって欲しい」と望むのは当たり前です。しかし、その当たり前の気持ちの延長線上に、受精卵を選別してより健康な子どもを望む。あるいは、今生きている子どもを助けるために救世主兄弟の存在を求めるということになるのではないかと思うのです。人間の欲望は際限がありません。

五体満足である子供を望むがために、出生前診断などによって先天異常の有無を知る。そして、異常があれば選別するのか？
　テクノロジーの発展は、私たち人類に大きな疑問を投げかけているのではないでしょうか。

【参考文献】
森岡正博『生命観を問いなおす』東京、ちくま新書、1994
帚木蓬生『臓器農場』東京、新潮文庫、1996
粟谷剛『人体部品ビジネス』東京、講談社選書メチエ、1999
坂井律子『出生前診断』東京、日本放送出版協会、1999
瀧井宏臣『人体ビジネス』東京、岩波書店、2005
江花優子『11時間―お腹の赤ちゃんは「人」ではないのですか―』東京、小学館、2007
小林亜津子『はじめて学ぶ生命倫理』東京、ちくまプリマー新書、2011

水俣病が教えてくれること

　皆さんは水俣病をご存知でしょうか。水俣病は、工場排水中の有機水銀（メチル水銀化合物）に汚染された魚や貝などをたくさん食べることによっておこったメチル水銀中毒です。空気や食物を通じてうつる伝染病ではなく、遺伝することもありません。

　体内に入ったメチル水銀は、主に脳など神経系を侵し、手足のしびれ、ふるえ、脱力、耳鳴り、目が見える範囲が狭くなる、耳が聞こえにくい、言葉がはっきりしない、動きがぎこちなくなるなど様々な症状を引きおこします。

　水俣病というのは日本の代表的な公害ですが、単なる公害とは異なります。化学工場からの排水にふくまれたメチル水銀が魚介類の中に濃縮して蓄積し、これらを日常的に食べている人におきた食物連鎖による病気です。

　水俣病の場合、チッソによる工場排水の中に含まれていた有機水銀が、水俣湾に流れ出て、海底に生えているコケなどに吸収されます。さらに、そのコケを食べている小さな魚の体内では、次第に有機水銀が濃縮されていきます。また、さらに、小さな魚を食べる大きな魚の体内で、もっと濃縮が進むのです。最終的に、大きな魚を食べる人間の体内で有機水銀は蓄積していくのです。つまり、食物連鎖の上位に位置している生き物ほど、毒素の濃縮率が高いわけです。このように環境中の特定物質が生体内に濃縮・蓄積されることを生物濃縮といいます。

　水俣病では、汚染された魚を食べた母親の胎内でメチル水銀に侵され、障害を持って生まれた胎児性の患者も発生しました。胎児性水俣病患者といわれます。

　上村智子さんという方がおられました。母親の良子さんの胎内で有機水銀におかされた智子さんは、生後3日目から激しい全身けいれんを起こし泣き続けました。けいれんはその後に、おさまりましたが、発育は悪く細く硬直した体は20歳になった時点でも、身長105cm、体重はわずか14kgでした。視力も一切なく、時折「アーアー」と声を出すだけです。手足も自由に動かせない重度の水俣病患者でした。母親の良子さんも水俣病認定患者だったのですが、水俣病としてはむしろ軽度の部類に入りました。皮肉にも、智子さんがその幼い体に、母親の体内にあったメチル水銀の大部分を取り込んだことによって、救われたのです。智子さんは1977（昭和52）年、急性肺炎のために入院先の水俣市立病院で亡くなっておられます。

　母、良子さんの口癖が「この子は宝子ですばい」というものでした。良子さんが愛娘である智子さんを宝子と呼んだのには、いくつかの理由があるでしょうが、1つは智子さんが体内の水銀を吸い取ってくれたということがあります。胎盤は通常、毒物から胎児を守る働きをするといわれています。しかし、水俣病の原因であるメチル水銀に関してはその逆で、メチル水銀は胎盤を通じて、母体から胎児へとどん

どん移動、蓄積していくのです。水俣病は世界ではじめて報告された、胎盤を通して起こる中毒症状であったのです。上村良子さんと良男さんの夫婦には、他にも6人のお子さんがおられます。しかし、智子さんの妹や弟に水俣病の症状はみられないのです。

　化学物質は非常に変化しにくい安定した物質です。そのため、分解できないため体内に残留・蓄積します。そのため、胎児の身体に貯め込んで体外に出すという禁じ手を、私達の身体が選択するのです。

　水俣病が私たちに教えてくれるものは何でしょう。水俣病は、チッソが流した有機水銀という産業廃棄物が水を汚染し、汚染された魚を食べることによっておき、人々の対立も生み出しました。大量生産、大量消費、大量廃棄によって、科学技術の発展によって私たちの暮らしは物質的には、便利で豊かになりましたが、排気ガス、農薬、食品添加物など、様々な有害物質に取り囲まれ、環境や健康破壊の危険にさらされているのが現状です。私たちの物質的に豊かな暮らしは、環境問題と背中合わせです。そして、その恩恵に授かっているのは私達人間です。水俣病は私たちに被害者である人類の側面と、加害者でもある人類の側面を併せもつことを教えています。

　私たちは生態系の中で他の命によって支えられています。その結果、食物連鎖の頂点にいる我々には、生物濃縮などが起こるわけです。そして、その生態系を破壊しているのも我々人類です。

　ここでもう一度、食物連鎖の頂点にいるのは誰なのかを考えて欲しいのです。食物連鎖の頂点にいるのは、本当は胎児なのです。私たちは環境の大事さを今一度考える必要があると共に、母親の母体が胎児にとっての重要な環境であることを忘れないで頂きたいと思います。次世代の人たちにすばらしい地球を残したいものです。

第4章

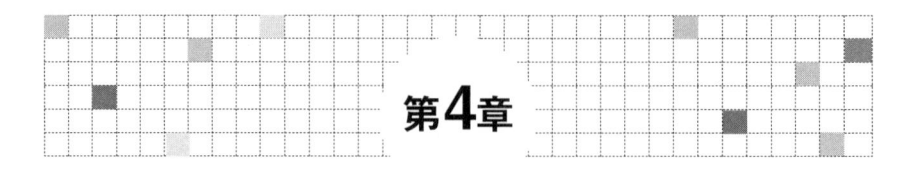

命の「おわり」について

　現在の人間の死について、現代社会では曖昧な部分が多いようです。ここでは命の終わりについて考えます。

　2007年5月23日朝日新聞の記事に、「呼吸器外し女性死亡」という事件が報道されていました。殺人容疑で医師を書類送検したとのことです。医師が88歳の女性患者の人工呼吸器を外したということで罪を問われました。和歌山県での出来事です。

　この人工呼吸器について報道されたときに、必ず話題にのぼるのが延命治療です。延命というのは本来命を延ばすための行為であり、それが治療としてなされていれば問題がないのですが、治療自体に意味があるか無いかということが重要になってきます。回復の見込みのない方に治療を続けても、意味がないのではないかという議論があります。確かにこれは医療技術の発展による恩恵を受けています。その恩恵を受ける一方で、不自然な人間の一生、つまり不自然な寿命となっているのではないかということは、考えなければならないでしょう。これは科学技術の発展と共に、我々人類の生死観をどの様にとらえるかという、ものの見方が変化したからであると考えられます。いつの時点で生命が発生し、いつの時点で死んでいくと考えるのかということです。

安楽死と尊厳死

　延命治療を求めないという方も少なからずおられます。この安楽死とは、末期がんなどをはじめとした「治療不可能」かつ「苦痛の強い」疾患の患者を救済するため、医師などが積極的あるいは消極的手段によって死に至らしめることです。生活の質の悪化防止の唯一の手段が、患者の死亡でしかない場合の最終手段ということになります。医療の目的を病人の治療。つまり、救命ととらえるならば、安楽死は医療の目的と正反対に位置することになります。しかしながら、病人の苦痛を取り去ることを目的と考えるならば、立派な医療行為と解釈できる部分があります。

　安楽死には、延命治療を選択しない「消極的安楽死」と、生命短縮を目的として薬物投与などを行う「積極的安楽死」があります。「消極的安楽死」は新たな治療の手だてを選択しない方法で死に近づいていくことですし、「積極的安楽死」は直接的に手を下して死に近づいていくことです。

　積極的安楽死は、現在の日本では違法ですが、判例では
　「患者に耐えがたい肉体的苦痛がある」
　「死が不可避で死期が迫っている」
　「患者の肉体的苦痛を除去、緩和する方法がほかにない」
　「生命の短縮を承諾する患者の明らかな意思表示がある」
という4つの条件をすべて満たした場合、医師によって積極的安楽死の手段がとられても、医師に違法性はないとされています（95年、横浜地裁）。

　逆にいえば、いくら本人が死を希望したとしても上記の条件を満たさなければ、医師による生命の短縮を行うことはできません。もちろん、医師以外の人間はいかなる場合も行うことはできません。

　現在、医師による積極的安楽死が合法とされているのは、オランダとベルギー、ルクセンブルク、アメリカの一部の州（オレゴン）です。そして、スイスでは医師による末期患者の自殺幇助が認められています。

　さて、安楽死の問題は近代医療発達以後に出てきた問題です。末期医療で様々な治療法が開発され、死にもしない、助かりもしないという状況が出てき

て、はじめて安楽死が議論の対象になりました。

　本来、身体が死に近づいている時は、身体自体が栄養の吸収も代謝も、できなくなっている訳です。それを無理矢理に、栄養をとらせようとチューブや点滴を付けているのです。これは、周りの人間の安心のためにやっているようなものです。このような手続きのため、「患者がただ苦しいだけなら、楽に死なせてあげればいいじゃないか」という考え方が出てくるのは当然ともいえます。

　人は放っておけば、苦しむ前に力尽きます。現在は医療が発達しているので、目の前に生存の可能性があります。しかし、ほんの少し前までは、医療技術がそんなに発展していなかったので、あまり手だてもありませんでした。現在の医療技術からみると、助かる命もあったかも知れません。しかし、その医療技術の発展は、死のうとしている身体を、無理矢理に引き止めていることになっているかも知れないのです。このように考えると、昔はみんな家で安楽死をしていたことになります。寿命を大切に生きることは、単なる長生きとは違うのです。

　安楽死の反対意見は、基本的に命の尊重です。しかしながら、この命を尊重する気持ちには２種類あり、自身の命を尊重する気持ちと、もう一つは他者の命を尊重する気持ちです。普段はこの２つに差は生じませんが、死が迫っているときは180度逆の方向をめざすことになってしまうことがあります。死の苦しみに襲われているときに、死にゆく人は命の尊重どころではないかも知れません。早く楽にして欲しいと思っている可能性もあります。一方、家族や友人は少しでも長く生きて欲しいと思うのです。本人は安楽死を求め、家族は延命を望むことも起こりえます。

　日本もかつては家で安楽な死に方をしていたのですが、今は高度医療を受けるがために逆に複雑なことになっています。多くの発展途上国では、死に逆らわずに人生の終焉を迎えるという姿勢をとっているところが多いようです。

　例えば、ネパール、カトマンズのヒンドゥー教の人々は、死期が近づくとパシュパティナートという寺院近くの待機所のようなところで療養生活をします。療養しているというよりは、死を待っているという感じでしょうか。そして、死ぬとできるだけ早く火葬を行います。身体が冷えないうちに、荼毘に付された方がよいと考えられているのです。そして、遺灰はパグマティ川という

ガンジス川の支流に流されます。それこそが宗教心の熱いヒンドゥー教徒の最高の最期の迎え方というわけです。

ネパールでは高度医療の恩恵を授かることは難しいのかも知れません。しかし、本来の人間のあり方としては、日本とネパール、どちらの方が本来の姿に近いのか、考え込んでしまうのは筆者だけでしょうか。ネパールのパシュパティナートの埋葬は、宗教観が影響しているにしても、本当に死に逆らわない人生の終わり方だと思います。この死に逆らわない生き方は、高度な医療を手にした現在の日本人には、消極的な安楽死に分類できるものかも知れません。

死をどのように受け入れるかということですが、かつての日本は、どの家庭でも家で命を看取ったわけです。筆者が幼少の時、祖父は病院ではなく家で看取りました。当然、点滴などの管は一切付いておりませんでした。祖母は、ずっと後に亡くなりました。時間的な隔たりは25年程度でしょうか、病院で息を引き取りました。

余談ですが、人間の「死」というものを目の当たりにする機会が少なくなっているのは、問題ではないかと思います。日本人は死というものを忌み嫌う傾向がありますが、その「死」のシーンを目の当たりにすることで、命の大切さを学ぶ機会になっていると思うのですが、どう思われますか。

話が脱線してしまいました。

本来、病死を含む自然死であれば人間は尊厳を保ったまま死にゆくことができるはずです。しかし医療の発達によって延命技術が進歩したため、死を迎える段階でただ「生かされている」だけの状態となる可能性が出てきました。こうした状態で死に臨むことを望まない立場から、「尊厳死」の概念が広まりました。

また、病気の苦痛から解放されて死を迎えるというのも尊厳死の考え方の一部です。尊厳死を保つための手段のひとつとして、まず苦痛から解放されるためにペインコントロール技術の積極的活用が挙げられます。そして、無意味な延命行為の拒否（消極的安楽死）も挙げられますが、実際に死を迎える段階では意識がない可能性が高いため、事前に延命行為の是非に関して宣言するリビング・ウィル（Living Will）が有効な手段となります。

日本尊厳死協会の説明では「患者が『不治かつ末期』になったとき、自分の

意思で延命治療をやめてもらい安らかに、人間らしい死をとげること」が尊厳死であるとあります。最期をどのように迎えるか、自分で考えておくという姿勢を指す言葉なのでしょう。

　しかしながら、この尊厳というのは人によって価値観が異なります。人によって何を示すのかが明確でないため、尊厳死のことを議論する際には曖昧なものがつきまといます。まして、事前に延命行為の是非に関して宣言するリビング・ウィルは、そんなに簡単なものではありませんので、他人が解釈することなどできないでしょう。

　筋萎縮性側索硬化症（ALS）の話を前述しました。運動神経が冒されて、筋肉が次第に動かなくなるという進行性の神経の病気です。その病気についての『不動の身体と息する機械』という本からの抜粋（p.332）ですが、

　　「呼吸器をつけないと決心した患者さんは最終段階でモルヒネを投与されるか、あるいは精神安定剤を与えられながら酸素の量を増やしていく。それによって患者の苦しみは和らげられ次第に呼吸をサボるようになり二酸化炭素を過剰に溜め込むことで意識は朦朧として気持ちよく天に召されるらしい。この方法は現在、消極的安楽死として唯一患者に認められる尊厳死の方法である。そしてそれ以後は患者がいかに望もうと呼吸器のスイッチを止めることはできないから尊厳死のチャンスは廻ってこない」
　　「もし介護者が情に流されて、あるいは介護疲れで呼吸器を外してしまったら、それは法を犯す行為になり手が後ろに回る。だから、医師は呼吸器装着時、しつこいくらい患者の家族に確認を迫ってくるが、患者も家族も判断力が人生で一番鈍っていると言っても良い時に、そんな難しい決断を迫られるので完全に混乱してしまう。」

　一度、人工呼吸器をつけると外すことはできないのです。
　医師によって不治の病であると診断をくだされ、それから先数週間ないし数カ月（およそ６カ月以内）のうちに亡くなるであろうと予期される期間のことを、終末期といっています。
　先ほど、リビング・ウィル。つまり、延命行為の処置に関する事前の意思表示のことを話しました。自分で最期をどのように迎えるのかの意思表示が必要だという話です。しかしながら、実際に死を迎える段階では意識を失っている可能性が高い訳です。そのため、事前に最期に関しての意思表示を確認するのですが、本人に確認が取れない場合は、家族がそれを決めねばならなくなる事

態も考えられます。繰り返しになりますが、患者も家族も病気などに直面し、判断力が鈍っている時に、難しい決断を迫られるのです。

　さて、ALSの場合は、少しずつ自分の身体が動かなくなります。身体の機能を発揮できなくなるのです。このようにじりじりと自分自身の機能喪失を感じるのはとても怖いことです。この自身の喪失感を覚えつつ時を過ごすのは、ガンもAIDSも同じでしょう。

　さて、身体の機能のみならず、脳の機能ではどうでしょう。
　聖マリアンナ医科大学の長谷川和夫名誉教授は、このように述べています。

　　「認知症の人は自分自身の一部が失われていくことを体験しているんです。知識とかスキルとか記憶とか、思い出がなくなっていくことを自覚する。それは人間として実にたまらないことだろうと想像するのです。」

　『明日の記憶』という小説があります。映画にもなり2006年の5月に全国ロードショーされました。映画では、渡辺謙さんと樋口可南子さんがご夫婦役を演じておられました。ある会社の部長が若年性アルツハイマー型認知症になり、記憶を失っていきます。その時の心模様を描いたものです。主人公の佐伯部長が自問自答するシーンがあります。

　　「生きられるだけ生きよう。今はそう思っている。記憶を失い、人格が崩壊してからの私が、生きていると言えるなら。人の死は、心臓の停止した瞬間に訪れるのか、それとも、脳が機能を失った時からなのか、その論争に関してはいろいろな話を聞かされてきたが、記憶の死はどうなのだろう。記憶の死だってイコール人の死ではないのか。」(p.219)

　思い出というものは生きてきた証です。その人生の中で積み上げてきたものが、少しずつ崩れていくのです。砂浜ですくい上げた手のひらの砂が、指の隙間からこぼれていくように、少しずつ無くなっていくのです。すぐに分からなくなるのであれば、苦しくないのかも知れません。認知症が進む過程で、その病気の進行に自分自身も向き合わなければならないのです。このように考えると、人間の尊厳を保つというのは、難しいことなのかも知れません。

患者や家族の立場

　尊厳死の是非を問うことについては、多くの意見がありますが、患者さんの立場でも賛否が分かれているところです。
　認めない立場としては、「尊厳死を認めれば、自分たちの存在が脅かされはしないか」という意見です。つまり、尊厳死が認められるということは、今の自分たちは尊厳のない存在であることと等しいというわけです。このように社会が認識してしまえば、我々が安心して生きていく社会はありえないとする考え方です。この考え方が進めば、重篤な病気をお持ちの患者さんはより少数派となり、偏見が助長されてしまうかも知れません。それを恐れて、「存在が脅かされる」住みにくい社会になると言っているのです。
　その一方で、例えば、「人工呼吸器をつけている身体の不自由な私は、尊厳が脅かされている状態なので、尊厳死を認めて早く楽になりたい」と主張する立場があります。
　2006年4月22日の朝日新聞に、延命治療についてのアンケートの記事が掲載されていました。アンケートの質問は「自分自身が医師から回復の見込みがなく、死期が迫っていると言われた場合に延命治療を望みますか」という質問です。望まない人は88.1%でした。ところが、家族が対象になっている場合は、71.7%に下がります。つまり、自分自身は延命治療を望まないが、家族には生きて欲しいと望んでいるようです。しかし、年代が高まるにつれ、家族にも延命治療を望まなくなります。
　また、このようなことがこの記事には書かれていました。

　「『時間欲しかったのに』母に不信感」
　　もし、父の延命治療をしていたら、神奈川県の女性は約10年前の事を今でも悔やむ。母が帰宅すると、67歳の父は風呂場で倒れていた。脳内出血。人工呼吸器をつけるかどうか。すぐに家族で話し合うように言われた。医師は「1度つけると外せません。もし自分の親だったら、大変ですから私はつけませんが」と説明した。娘たちが到着する前、母はきっぱり決めた。「つけなくていいです」駆けつけた娘たちは、母の決断に驚いた。「面倒見るのは、お母さんなんだから」という母の言葉に「今からでもつけたほうがいい」と強くは言えなかった。1週間後、息を引き取った。人工呼吸器をつけ

たら苦しかったかも知れない。でも少しでも、長生きして欲しかった。乳児を抱え、1度しか病院に行けなかった。ちゃんとお別れしたかった。父の死を受け入れる事前の準備が欲しかった。

という記述です。ここで扱っている延命治療を望む、望まないの数字は、あくまでアンケートの結果であり、仮定した場合のことです。記事の体験を記したレポートのように本当に自らの身内について、生死に関わる判断をしなければならなくなった場合、きっぱりと「人工呼吸器をつけます」あるいは「人工呼吸器はつけません」と言えるでしょうか。

医師の立場

1995年オランダの首都アムステルダムのナーシングホームで安楽死を手がけていた医師が、その体験を小説の形で出版しました。ベルト・カイゼル著『死を求める人びと』です。この本には、安楽死に至る様々なケースが書かれています。時として、患者が死をためらい、医師は患者と共に気持ちが揺らぐ、医療関係者の葛藤がこの本には描かれています。このオランダは、初めて安楽死を法制化した国です。法の施行は2001年ですが、その20年前からオランダでは安楽死が社会的に容認されていたといいます。実際、法施行の時点で全死亡者の2.5～3％を安楽死が占めていました。

この本の中に出てきますが、

「安楽死を行う医師にとって、『あの患者は本当は死にたくなかったんじゃないか？』という疑念ほど、心をさいなむものはない」(p.181)

私たちが安楽死について議論する時に、安楽死する側の視点でしか考えていません。手を下す側の視点が欠落していることは間違いないでしょう。現在、日本では安楽死は禁止されていますので、本格的な議論というのはもう少し先なのかも知れませんが、この感覚は、死刑執行人の心の状況に近いのではないでしょうか。

このように心が揺れ動く患者にとって、最も良い方法というのは何か。この

ことからも、事前に延命行為の是非に関して宣言するリビング・ウィルが困難であることが推察できます。健康なときの判断はその時のことを推察しているだけです。進行している病気はすべて未経験のことの連続です。病気の進行過程では、判断が正確かどうかについて難しい部分も出てくるでしょう。

日本においては、人工呼吸器をつける。あるいは、つけなかったということに対して、心を悩ませた方は少なくないのではないでしょうか。

脳死

さて、脳死について考えてみたいと思います。脳死（のうし）(brain death) とは、ヒトの脳幹を含めた脳すべての機能が不可逆的に（回復不可能な段階まで）廃絶した状態のことです。

古来、人間の死が何であるかは明確でした。そのため、死の定義はさほど難しくないことでした。一般に、脳、心臓、肺すべての機能が停止した場合（三兆候説）と考えられており、医師が死亡確認の際に呼吸、脈拍、対光反射の消失を確認することはこれに由来しています。ドラマなどで、医師が患者さんの目に光を当てて、瞳孔の反射がなくなったことを確認してから、「ご臨終です」というシーンをご覧になった方も多いかと思います。これが、対光反射です。昔は、死が比較的明確だったのです。

ところが、医療技術の発達により、脳の機能が完全に廃絶しており、自発呼吸が消失していても、人工呼吸器により呼吸と循環を保つことができるようになりました。

通常は、心臓機能の停止から脳機能の停止という過程でお亡くなりになる人が多いのですが、脳死は脳機能の停止から心臓機能の停止に至る特殊なケースです。つまり、脳死は人の死を迎える過程では特殊な状態なのです。

脳死は、交通事故や幼児虐待等で頭部に強い衝撃を受けた場合や、くも膜下出血等の脳の病気が原因で多発します。

脳死と植物状態

　脳死と植物状態の違いは何かとよく言われることですが、脳死は脳のすべての機能が失われています。ところが、植物状態とは大脳は死んでいますが、脳幹は生きています。

　脳幹の機能とはなんでしょうか。簡単に説明しましょう。

　脳幹は、中枢神経系（脳と脊髄）を構成する器官集合体の一つです。延髄と橋(きょう)、中脳を合わせて脳幹といいます。また、脳幹・間脳（視床、視床下部、松果体）・小脳・大脳を合わせて脳といいます。

　脳幹の持つ機能は実に多様であり、この小さな部分に多数の生命維持機能を含んでいます。延髄は心拍、血液、呼吸の調整を行います。橋(きょう)は、大脳からの信号を小脳に伝えます。中脳は、視覚、聴覚の反射中枢で眼球運動や瞳孔収縮の運動中枢があります。

　脳死判定基準として、1985年厚生省の「脳死に関する研究班」の基準があります。深い昏睡、自発呼吸の消失、瞳孔散大・固定、脳幹反射の消失、平坦脳波の確認に、これら上記の項目が6時間変化のないことが基準項目として挙げられています。

　脳幹反射は少しわかりにくいでしょうから、解説をしましょう。例えば、角膜反射：眼に触るとまぶたを閉じる。眼球頭反射：首、頭をまわすと眼が逆に片寄る。催吐反射：喉の奥を触ると、もどそうとする。咳反射：気管を刺激すると咳が出る。前庭反射：耳の穴から冷水を入れると眼が動く（前庭は耳と脳を繋げている神経です）。

　しかしながら、これらの項目は脳幹を含めた脳の機能が失われたとい

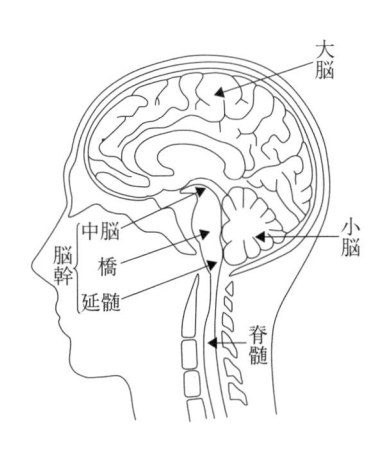

図4-1　脳の構造

う脳死状態をさすための基準であって、脳死を個体の死として認める「新しい死の概念」を提唱しているわけではありません。

なぜ脳死が議論されるのか

　なぜ、脳死が議論されるのかというと、死の線引きをしているからです。これまでは、心臓死を死の基準として用いていたわけです。先に述べたように、死の3つの兆候があって、呼吸停止、心拍の停止、対光反射の消失（瞳孔散大）が見られたことを基準としていました。しかしながら、脳死を議論するようになったのは、明らかに移植医療を前提にしているからです。
　例えば、私たちの身体は肺によって呼吸をしています。しかし、この肺の働きをコントロールしているのは、脳幹の呼吸中枢です。脳幹の機能が失われてしまえば、もはや呼吸を行うことはできません。
　しかしながら、人工呼吸器の出現によって、脳幹の機能が失われても呼吸を続けることができるようになりました。人間にとって最も重要であると思われる脳が機能しなくなったとしても、機械のお陰で、首より下の臓器は機能し続けることが可能になったのです。人工呼吸器をつけられた身体の中の臓器には、新鮮な血液が循環しており、臓器自体は生き続けることができるのです。
　そのため、いってみれば心臓が動いている死の状態が生じてしまいました。「生きた身体に死んだ脳」「脈の触れる死体」と脳死状態が表現されることもあります。
　そして、既に死んだ人から臓器を取り出して移植するよりも、脳死に至った人の、いわば生きている臓器を利用した方が、定着率は良く、活用できれば、他の患者の命が救えるとの考えから、脳死患者からの臓器移植はすすめられたのです。
　様々な議論の中、2009年7月に国会審議を経て成立したのが、改正臓器移植法です。改正法のポイントは、親族に対する優先提供の意思表示（2010年1月17日から施行）が可能になったこと。そして、本人の意思が不明な場合の家族の承諾による臓器提供（2010年1月17日から施行）ができるようになりました。
　改正前は、脳死後の臓器提供や臓器提供に関する脳死判定については本人の

書面による意思表示と家族の承諾が必須条件でした。意思表示ができるのは、遺言の可能年齢に準じて15歳以上と定められていたため、15歳未満の方の脳死後の臓器提供は事実上不可能でした。

しかし、改正後は、「提供する」意思を書面で表示をしている人に加え、本人の書面による意思表示がない場合（「提供しない」意思表示をしている場合を除く場合）でも、家族が脳死判定の実施および脳死と判定された後の臓器の摘出について書面により承諾した場合は、脳死後の臓器提供ができることになりました。このことにより、15歳未満の方からの脳死後の臓器提供も可能となりました。

死者からの収穫

森岡正博著『生命観を問いなおす』に次のような記述があります。

> 「脳死の人は、人間としては死んでいる。しかし、その臓器はまだ立派に生き続けている。だとすれば、死んだ人間の中で生き続けている臓器を他の人のために役立てても問題はないはずだ。このような考え方によって臓器移植はすすめられていくのです（p.128）。」

臓器移植が大丈夫であるなら、さらに利用できる方法はないかと考える人も出てきます。アメリカの倫理学者であるゲイリンは、1974年の論文「死者からの収穫」の中で、脳死身体の利用方法を6つあげています。①診察や実習のための訓練、②薬や機械の試験、③人体実験、④臓器や血小板の貯蔵、⑤血液や骨髄などの収穫、⑥ホルモンや抗体などの製造というものでした。発表当時、ショッキングな内容に相当の反応があったようですが、現実のことと受け止める人は少なかったようです。

ところが、1981～1982年にかけて、アメリカの人工心臓研究の権威 J.コルフが5人の脳死患者で埋め込み型人工心臓の実験を行いました。そこで性能を確かめられた人工心臓は、B.クラークという人に初めて応用されたのです（p.128-138の部分抜粋）。

臓器移植を受けようという人の考えには生命に対する執着があることは間違

いありません。その執着と結びついている商売があります。例えば、人体の冷凍保存です。人は昔から不老不死を夢見てきました。現代においてまだ治すことができない病気もあります。しかしながら、医療の進歩はめざましく、自分の生きている時代は無理でも、近い将来、治療が可能になるであろうことを期待する人が多くいます。その人達は自分の身体を冷凍保存して、未来に蘇ることのできる日を待つのです。このような冷凍保存の技術をクライオニクスといいます。アメリカで100人以上の人が冷凍保存されており、経費は一体あたり約1,400万円、頭部だけだと割安になり、580万円だとか。身体は未来の社会で調達するということでしょうか。最近は幹細胞のみの冷凍保存で50年間、180万です。ずいぶんと割安です。再生医療の発展の影響がここにも見られます。

　このように人間の生存に関わる欲望は際限がありません。アメリカの臓器配分機関で、待機リストの操作があったという事件も発生しています。大富豪がお金を積んで、待機リストの優先順位を操作させたのです。

　人はなぜ臓器移植をするのでしょう。そこには、生き延びたいという生命への執着、欲望があります。それは尊いものです。そして誰からも否定されるものではありません。しかし、臓器移植の背景には他者の死が存在します。

　また、延命治療に関しても、自分自身が生きるということや生命に執着するということに対して、すべてを否定できるものではありません。

　それぞれの生き方の姿勢、価値観に依存します。ただ、少し前よりも、治療に対しての選択肢が多くなりました。そのため、その人の価値観に応じて、生きる姿勢は異なり、命の考え方が多様になってきたのでしょう。事実、私たちは50年前の人であれば、死亡していたかも知れない病気にかかっても、生き続けることができるようになっています。このことは、医療技術によって生存期間を操作できるようになったと見なすことができるかも知れません。

　生命倫理の領域では、命の尊さをSOL（Sanctity of Life）といいます。この命の尊さをもととして、医師たちは患者を助けようとします。そして、単に助けるだけではなく、生命の質（QOL：Quality of Life）を確保しようともします。SOLに重きをおけば、死んではならないという考え方を強く持つことになりますし、QOLに重きをおけば、尊厳を守ることを大切にしたいと考えるようになるという関係です。

延命治療に関して、患者さんが現在の状況について、尊厳が守られていないと感じた場合、自分の命の終焉は自分の納得のいく形にしたいと思うでしょう。その一方で、家族は1秒でも長く生き続けて欲しいと思っているに違いありません。医療の力を借りて命の長さを引き延ばすことが可能だからです。

移植医療を考えてみた場合、脳死状態になった人が既に死んでいるとの考え方で、臓器提供をしています。しかしながら、脳死状態の人の身体は温かく、切れば血も流れます。脳死は、そのままの状態であれば、必ず心臓死に至ります。逆に言えば、まだ心臓死には至っていない訳です。しかしながら、臓器移植を前提に考えると、一刻も早く移植を待ち続けている患者の下に臓器を届けたいという救急医療の考え方があります。そのため、脳死を人の死として扱うように解釈しているのです。

このことについて、賛成の方もおられるでしょう。反対の方もおられるでしょう。立場によって大きく見解は異なります。

このように、人間は科学技術を手にすることで、「生きる」と「死ぬ」の境目に介入することができるようになりました。どちらに転んでも、共に正義です。しかし、これまではそのようなことを考える必要があまりなかったのです。現在、科学技術によって治療が選択できるようになりました。そのため、命の長さの解釈が複雑になってしまったのです。

当たり前の感覚の先に

私たちが築き上げてきた文明は大なり小なり他の生命や自然を、一方的に犠牲にして利用してきた側面があります。自分たちが生き続けるためです。

科学の恩恵を授かっている今、その科学技術を目の前にしながら、その技術をまったく使わずに生活することはできないでしょう。便利なものがあればそれを使うでしょうし、自分が生きるために、あるいは身内の生命維持のために使えるものは、すべて使うのが当たり前でしょう。

この当たり前の感覚は、家族の健康を願ったり、五体満足な子どもを願ったりする親の気持ちと同じです。これは極めて健全な心なのですが、その延長線上に、長く生きて欲しいと思うあまりに、過剰な延命治療に及んでしまったり、

生殖医療技術を用いて、より有能な子どもの誕生を望んだりする欲望があるとも思えるのです。

ほんの20年前に携帯電話を使う人はほとんどいなかったように、当たり前の水準は変化し続けるのでしょう。かつて試験管ベビーといわれて世界を騒がせた医療技術が、今は日本においても40人に1人という当たり前の医療技術になったように、私たちの心の中の当たり前の感覚は変化していきます。自分、あるいは身内の生命維持や、より有能な子どもを望むことなど、これらの願望を実現するために、より高度な医療技術に依存するようになるのでしょう。

私たちは医療技術に代表される科学の発展というパンドラの箱を開けてしまったのでしょう。私たちが医療技術によってできることと人間の本来の姿というのは、同じではないのではないでしょうか。今後さらに、命の誕生に対する考え方、死に対する考え方は時代や、科学技術の発展によって変化し続けるものなのでしょう。

【参考文献】
保坂正康『安楽死と尊厳死』東京、講談社現代新書、1993
森岡正博『生命観を問いなおす―エコロジーから脳死まで―』東京、ちくま新書、1994
ベルト・カイゼル『死を求める人々』東京、角川春樹事務所、1998
杉本健郎『子どもの脳死・移植』京都、クリエイツかもがわ、2003
立岩真也『不動の身体と息する機械』東京、医学書院、2004
荻原浩『明日の記憶』東京、光文社、2004
竹内一夫『改訂新版脳死とは何か―基本的な理解を深めるために―』ブルーバックス、東京、講談社、2004
一関開治『記憶が消えていく』東京、二見書房、2005
久坂部羊『日本人の死に時、そんなに長生きしたいですか』東京、幻冬舎新書、2007
厚生労働省「政策レポート、臓器移植法の改正内容」健康局疾病対策課臓器移植対策室、2010、http://www.mhlw.go.jp/seisaku/2010/01/01.html
江花優子『11時間―お腹の赤ちゃんは「人」ではないのですか―』東京、小学館、2007
小林亜津子『はじめて学ぶ生命倫理「いのち」は誰が決めるのか』東京、ちくまプリマー新書、2011

イヌの命、ネコの命

　支えられている命という話しをしたいと思います。主役は「犬」と「猫」などの小動物です。動物は医学の発展に貢献しています。

　皆さんは糖尿病を知っていると思います。糖尿病とは、ブドウ糖を細胞内に取り入れられなくなる病気のことです。そのため、エネルギーが使えない状態になります。そして、血糖値が高い状態が続くので血管に支障をきたすのです。この糖尿病に使われる薬が、インスリンです。インスリンの初期実験では、犬や兎が大量に使われました。他にも医学の進歩のために小動物が使われていることは間違いありません。

　動物は平和にも貢献しています。地球には1億個の地雷があります。これは人間が戦争のためにまき散らしたものです。この人間の命を救うための地雷除去作業を行う犬がいます。地雷探知犬です。地雷探知犬というのは、地中に埋められ、人間の眼ではなかなか発見できない地雷を鋭い嗅覚で探し出してくれる犬のことです。地雷探知犬は、人間よりはるかに早く地雷を探すことができます。地雷探知犬の訓練センターでは、地雷探知犬の両親から産まれた子犬、つまり地雷探知犬としての素質を持った子犬たちを繁殖し、幼い頃から丁寧に地雷探知犬として育てていきます。小さな時の成育状況が重要なのは、人間も犬も同じです。

　また、動物とのふれあいや相互作用から生まれる様々な効果が、医療・福祉・教育の現場で活用されています。いわゆるアニマルセラピーです。アニマルセラピーの効果として、難病で生きる意欲が低下している患者が、生活の中でコンパニオンアニマルといることで、生きる意欲を取り戻したり、動物の世話をすることにより生活習慣を取り戻したりすることが期待されています。

　また、ストレス社会の弊害としての精神疾患の患者が、疲弊した人間関係を回復させたりするのにも、このアニマルセラピーは活用されています。これは動物から癒されるだけでなく、その動物を世話することによって、逆に他者とのかかわりの再構築を行うという目的もあるのです。

　このような動物たちと、人間はどう付き合っているのでしょう。考えてみたいと思います。

　少し古いデータですが、動物のデータと人間のデータを併せてみてみましょう。2005年度において、日本の世帯数は4,906万3,000世帯です。人間は2.67人で構成されています。同時期の子どもの数は、1,824万人です。ペットの数は、約2,408万頭であり、その内訳は犬の数が約1,245万7千頭、猫の数が約1,163万6,000頭となっています。つまり、子どもが3世帯に約1人であるのに対して、2世帯に約1頭犬猫がいることになります。そのくらい私達の生活に犬猫の存在は密接につながっているのです。

　皆さんは、動物愛護センターの業務をご存じでしょうか。動物愛護センターとは、

犬や猫などの迷い動物や不要となった動物の保護や返還業務、保護期間を満了した後の殺処分業務の他、譲渡やふれあい教室などといった普及啓発活動を担う行政機関の施設です。2007年度の数字ですが、動物愛護センターには、1年間に全国で13万頭の犬、22万匹の猫が保護されています。しかし、31万匹が殺処分になっているのです。88.6%が殺処分されているということは大変な問題です。

　動物愛護センターに収容された動物たちは、保護期間内にもらい手が現れないと殺処分されてしまいます。もらい手を探すために、動物愛護センターでは譲渡会を頻繁に開いています。職員の方も、もらい手が現れて欲しいのです。動物たちが所有放棄される理由は、「噛む」「吠える」「子が生まれすぎた」「引っ越しのため」「家族で旅行に行きたいから」「血統書付きの犬から雑種が生まれたから」などと、命を何とも思わないような理由も含まれています。野良犬や野良猫も、もとを辿れば何かの形で人間と関わっていたのです。

　「噛む」「吠える」などの犬の問題行動は、子犬を商品として扱うことから生じます。子犬は人気があるため、高い値がつくのです。先程の地雷探知犬のように、子犬のうちに社会性を養っておけば、問題行動は起きません。人間の欲が子犬を商品に変え、犬の一生を台無しにしてしまうのです。

　殺処分は週に2～3回の頻度で行われているようです。返還も譲渡もないままであれば、通称ドリームボックスという箱形の処分器を用い、二酸化炭素のガスで殺処分されます。殺処分31万匹という数は間違いなく命の数です。

　裁判員制度で死刑をどのように考えるかということが議論になりました。事件や裁判の報道を耳にして「こんなヤツは早く死刑にすればいい」などと簡単に口にする人も、裁判員として死刑判決に携わるようになったとき、「自分が死刑を執行するという現実を突きつけられる」というのです。そうなると、簡単に死刑という言葉は出てきません。当事者になるということです。

　「自分の犬を他人に殺させる人は最低だと思う」と、ある職員さんはコメントしています。動物愛護センターでお仕事をなさっている人は、獣医師さんが多く「動物が好きで仕事に就いた人」です。動物愛護センターの中で、保護した時は治療をします。動物を生かすためにです。しかし、保護期間が切れてしまった時には、殺処分をする側に立たねばならなくなります。私たちの社会で起きている無責任な行動には、当事者意識が欠落しているのではないでしょうか。

　私達は実験動物などを使って科学を繁栄させ、豊かな社会を作ってきました。言ってみれば「他の生命を踏み台」にしています。動物の命に支えられて人間の幸せが成り立っているにもかかわらず、多くの動物たちに敬意が払われていないのではないでしょうか。

　私たち人間は一体何者なのでしょう。

第5章

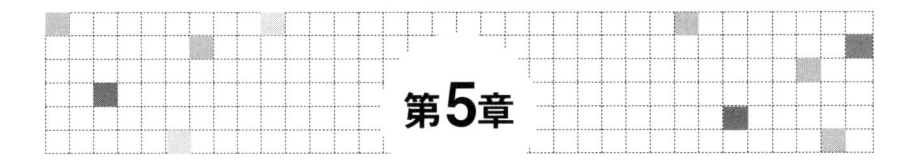

健康の考え方

　生命観が時代と共に変わっていくという話をしました。それは社会の変化があるからです。そこで、健康の考え方も時代に沿って変化するというお話をしたいと思います。多くの方はWHOの健康の定義や健康憲章という言葉を耳にしたことがあると思います。

　身体中心の健康観

　かつての健康の概念は、身体的側面に注目したものでした。WHO（世界保健機関）の健康憲章以前は、健康の定義として身体的側面ばかりが注目され、病気の対立概念として考えられてきました。つまりは、病気がないことが健康であるという考え方です。

　16〜20世紀前半までは、自然科学優位の健康観であったといえます。自然科学とは、人為的ではないもののことです。人間が作ったものを対象とする科学は社会科学といいます。

　この頃には、顕微鏡が発明されたり、病原菌が発見されたりしました。顕微鏡は1590年にオランダの眼鏡屋さん、ザハリヤス・ヤンセンとハンス・ヤンセンの親子が発明しました。そして、この顕微鏡の発明が私たちの健康観に影響を及ぼしていきます。

ある病気に関しては、特定の病気の原因があるという考え方である特定病因論が、医療の基盤を作っていきました。例えば、コッホによってコレラ菌が発見されたのは1883年のことですし、北里柴三郎によってペスト菌が発見されたのは1894年のことです。人類はこの「原因となるもの」の発見によって病気が引き起こされるという因果関係を次々とつきとめていきました。

　因果関係の発見によって科学は発展し、人間の寿命を延長させ「生命の量」を高めることにつながりました。しかしながら、科学偏重のあまり「人」が忘れ去られ、「病気」のみが注目されていったのです。いわゆるこれが身体中心の健康観です。これが健康憲章以前の健康の捉え方です。病気をなくせば命を長らえさせることができる。つまり、生命の量に着目しているのです。

　さて、世界保健機関（WHO：World Health Organization）が正式に発足したのは1948年4月7日のことです。WHO創設のきっかけは第2次大戦終結を間近に控えた1945年6月、米、英、仏を中心とした連合国が世界平和のための国連（国際連合）を組織するために国際会議を開き、保健分野での国際的常設機関の設置の提案がなされたことがWHOの創設につながっています。

　WHOの活動内容ですが、情報の収集公開や国際基準の設定があります。例えば、国際疾病分類（ICD: International Classification of Diseases）の作成などがあります。このICDは死因や疾病の国際的な統計基準としてWHOによって公表されたもので、死因や疾病の統計などの国際的な比較や情報の活用に使用されています。

　その他、多国間協力の推進や災害時緊急対策。そして、感染症対策が挙げられるでしょう。

　国際的に人が行き来する時代になって、感染症には敏感にならざるを得ません。例えば、新型インフルエンザ。感染力の強い病気には特に注意が必要です。

　かつて、人類が根絶した感染症としては天然痘があります。日本ではポリオも根絶していますが、パキスタンやアフガニスタンなど散発的に発生している国もまだあります。この様に感染症を食い止めるのは、世界的な組織の力が必要です。WHOの活動は、私たちの生活に無関係ではありません。

WHOの健康の概念

かつての健康の概念に対して、「健康とは、身体的、精神的、および社会的に完全に良好な状態であって、単に病気や虚弱でないだけではない」と規定したWHOの健康憲章（Magna Carta of the WHO: 1946）は画期的なものでした。

> 「健康とは従来考えられていたように疾病状態の逆数的関係ではなく、肉体、精神、社会の3面からみて良好な状態におかれていることをいうのであって、そのような健康状態を享有することは人種、宗教、政治形態、経済あるいは社会的条件に関係なくすべての人に対する基本的人権である」

これは3つの側面に着目したことが画期的であったわけです。既に述べたように、これ以前の身体中心の健康観とは病気のない状態のことでした。

余談ですが、健康の概念は、WHOの正式発足（1948）よりも公表は早いのです。

1945年に第二次世界大戦が終結したことは皆さんもご存知だと思います。この当時、世界は荒廃と貧困にさらされ、戦争の傷跡が癒えないままだったのです。世界の平和のために健康を取り戻すことが大事であると考えられていたのです。つまり、この時代の世界観で健康を考えているわけです。

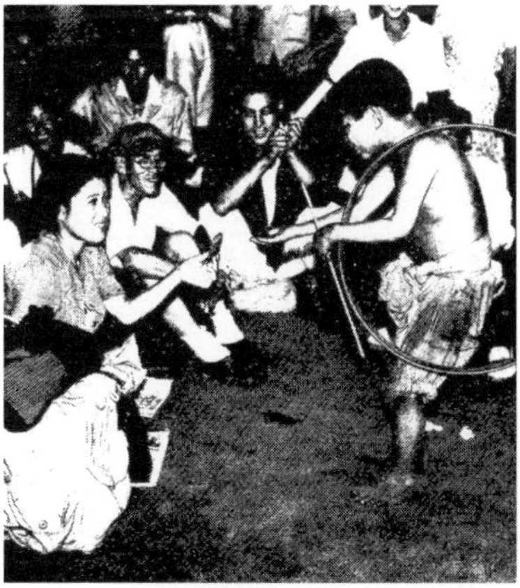

写真5-1は、終戦まもない1946年に、上野駅で「自転車のリムを回して物乞いする戦災孤児」を林忠彦が写したものです。日本はこの様な状況であったということです。現在、駅で物乞いをする人はほとんどいません。当時は国民全体が貧しかったのです。しかしながら、この写真には、貧しくとも生き抜いていこうとする力強さが感じられ、明るさのようなものを感じます。

写真5-1

WHOの考えは、健康は疾病と対立す

る考え方であるだけではないというものですが、「良好な状態」などの具体的な内容が不明確であるとの問題が指摘されています。この規定以降にさまざまな論議が試みられています。つまり、新しい考え方が求められているということです。

アルマ・アタ宣言

　WHOが発足して30年が経ちました。医療技術の進歩によって感染症が激減し人々の平均寿命は引き上げられました。しかしながら、高度な医療技術の恩恵に授かれない発展途上国の人々の疾病罹患率、感染死亡率、乳児死亡率は高いままでした。

　この状況は政治的、社会的、経済的にも容認できないものとして、1978年旧ソビエト連邦のアルマ・アタにおいてWHOの打ち出したスローガンが、アルマ・アタ宣言（プライマリ・ヘルス・ケアに関するアルマ・アタ宣言）です。このスローガンは「2000年までにすべての人に健康を」というものでありました。この宣言は、主として発展途上国を対象として行われたものであり、ここにみられる健康観は疾病罹患率や平均寿命など身体的健康すなわち「生命の量」を問題として扱っていたと考えられます。

　このアルマ・アタ宣言は、人間の基本的な権利である健康に関して、格差や不平等は容認されるべきではないという基本精神に基づき、健康教育や母子保健・家族計画などのプライマリ・ヘルス・ケア（PHC）の基本活動に取り組むことをうたっています。この宣言が出されたことによって、PHCがそれ以後の世界的な健康戦略の基本となりました。

プライマリ・ヘルス・ケア

　プライマリ・ヘルス・ケア（PHC: Primary Health Care）とは、一次医療あるいは初期医療のことをいい、基本的な保健ケアのことをさします。

　具体的には、通常の疾患の治療と必須医薬品の供給、主要な感染症の予防接種、疾病予防のための教育、食糧や栄養の改善、安全な水の供給と基本的な衛

第5章　健康の考え方　71

生管理、家族計画をふくむ母子の健康管理などが対象となります。

　例えば、皆さんがアフリカに旅に出たとします。水道が整備されていない国では、飲み水を確保することも大変でしょう。その時に、安全な水の供給がなく、人間と動物が飲み水を共有しているとするとどうなるでしょう。おそらく、熱帯病が蔓延

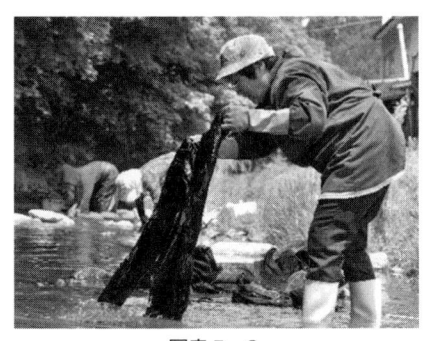

写真5-2

する危険性が大きいのではないでしょうか。この様な環境整備がプライマリ・ヘルス・ケアには含まれるのです。

　豊かな生活を営んでいる私たちには、このようなプライマリ・ヘルス・ケアは、関わりがないように見えます。しかし、本当にそうなのでしょうか。

　写真5-2は、2011年6月2日の朝日新聞に掲載されたものです。「川で洗濯・トイレは仮設・入浴週2回……　水なき南三陸」という見出しがついていました。2011年3月11日の東日本大震災で被災した地域の人達は、生活基盤を元通りにするまでに長い時間が必要でした。その期間にも、プライマリ・ヘルス・ケアを意識することは大事なのです。

　WHOが健康憲章を提唱してからアルマ・アタ宣言まで32年が経っています。約30年を経て、医療技術の飛躍的進歩、衛生状態の改善などによって、感染症による死亡が激減し人々の平均寿命が著しく引き上げられました。日本の死因において感染症は約3分の1程度に減少したのです。

　図5-1は、日本の国民総生産（GNP: Gross National Product）を示したものです。今は国内総生産（GDP: Gross Domestic Product）を使っていますが、少し前まではGNPで示していましたのでGNPを使っています。両者の違いは、海外に出ている日本国民の経済活動に関わる金額を含むか含まないかの違いです。海外に出ていても日本国民は日本国民ですので、GNPは含みます。一方、GDPは海外に出ている人の経済活動は含まない金額です。いずれにしても主要な経済活動の指標です。

　さて、グラフから日本が如何に成長しているかわかります。このグラフは最

図5-1　GNPの変化

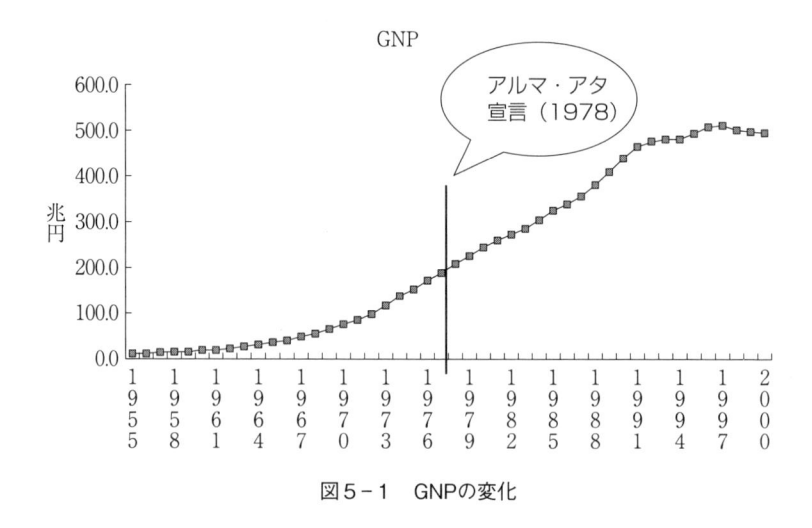

も古い年度は1955年ですので、終戦から10年の時点です。当時のGNPは8.6兆円でした。アルマ・アタ宣言の1978年のGNPは208兆円になっています。日本はめざましい成長を遂げ、経済的に恵まれた状況になりつつあったのです。1956年、当時の経済企画庁が「もはや戦後ではない」と経済白書に記した言葉が流行語になったのがこの終戦から10年の頃です。アルマ・アタ宣言のあった1978年の時点で、すでに日本は東京オリンピック（1964）を成功させ、プライマリ・ヘルス・ケアにテコ入れをせねばならない国ではなかったのです。

　日本の基本的な保健は経済と共に充実してきました。プライマリ・ヘルス・ケアという健康の土台を確保するためには、ある程度の経済的な豊かさが必要です。

オタワ憲章

　発展途上国を対象としたアルマ・アタ宣言から8年後の1986年、カナダのオタワにおいて、WHOは先進工業国を対象とするオタワ憲章（ヘルスプロモーションに関するオタワ憲章）を提言しています。この中では、「健康は生きる目的ではなく、毎日の生活の資源である」と考えられています。その中心に

なっている考え方が、ヘルスプロモーションです。

ヘルスプロモーション

　ヘルスプロモーションとは、人々が自らの健康をコントロールし、改善することができるようにするプロセスのことをいいます。このヘルスプロモーション達成のための成功の鍵は、個人が健康な「ライフスタイル」を形成することにあるとされており、そこには社会、環境、経済の3側面が含まれています。
　ヘルスプロモーションは、日常生活を営んでいるすべての人を対象にしています。そしてそれは、健康教育によって学習されたものであるという特徴があります。すべての人が健康を享受できるように、個人が健康なライフスタイルを形成します。それは、社会的相互作用によって形成されるものだと考えられています。私たちそれぞれが健康と考えるライフスタイルは、すべての人に共通なものはないはずです。
　WHOの健康の考え方は1946年に発表された健康憲章のままです。一方、アルマ・アタ宣言（1978）は発展途上国に向けて、オタワ憲章（1986）は先進工業国と、対象を限定して発信されています。全体としての健康の捉え方は変わらないが、健康のために力を注がねばならないところは、対象によって異なるとしているわけです。
　少なくとも、「2000年までにすべての人に健康を」という目的に近づこうと努力し、その段階的な到達目標があるという感じでしょうか。健康的なライフスタイルのためには、基盤となるプライマリ・ヘルス・ケアが不可欠です。

対象を限定したのはなぜ

　それでは、なぜ、アルマ・アタ宣言（1978）やオタワ憲章（1986）は対象を限定したのでしょうか。そこには、社会の変化によって問題が引き起こされているという現状があります。WHOの活動は、世界の人びとが可能な限りの健康水準に到達できることをめざして、伝染病対策、衛生統計、医薬品供給、技術援助などの活動を行うことが仕事の内容ですので、引き起こされた問題を何

とか解決する必要があるわけです。

　1978年WHOアルマ・アタ宣言の中で、発展途上国のことを限定して、スローガンが掲げられている理由には、多くの要因が考えられますが、冷戦構造の中の戦争が1つの要因になっているでしょう。それによって、経済格差が大きくなり、豊かな国と貧しい国の格差が大きくなっている可能性は否定できません。戦争は大量消費です。戦争によって豊かになる国と貧しくなる国があります。

　例えば、朝鮮戦争は3年間（1950～1953）の戦争ですが、双方の兵士、民間人を合わせて270万人から360万人もの人が犠牲になったと推定されています。また、離ればなれになった家族は1,000万人にも達しました。これらの人達は離散家族と呼ばれています。この北朝鮮と韓国の戦争は終わっておらず、今も休戦中です。

　この朝鮮戦争を遂行する上で必要な物資をアメリカは日本に注文をしました。3年間にその金額は24億ドルにも上っています。当時の日本円にして8,640億円という膨大な金額です。太平洋戦争の敗北から立ち直れないでいた日本経済は一気に回復します。隣国の悲劇によって経済が復興するという結果になったのです。

　また、ベトナム戦争は15年間（1960～1975）続きました。民間人犠牲者も含めると800万人以上が犠牲になっています。ベトナム戦争では、アメリカ軍だけが参加したわけではありません。韓国、オーストラリア、ニュージーランド、タイ、フィリピンも軍隊を送っています。しかし、アメリカ軍以外で本格的な戦闘に参加したのは韓国軍だけです。最盛期は5万人に達し、延べ37万人が参戦しています。戦死者は4,400人に上ります。

　韓国軍は朝鮮戦争でアメリカ軍の支援を受けています。そして朝鮮戦争で共産主義勢力の怖さを知った韓国は、アジアでの共産主義勢力に歯止めをかけたかったのです。韓国軍の若者がベトナムで血を流す一方、日本が軍需製品を売って儲けた構図を、当時の韓国では「アメリカが実弾を用意し、日本はものを売り、韓国は血を売った」と表現されました。その韓国も、アメリカからの軍需品製造の依頼を受けて経済的に発展したのです。もちろん日本もその恩恵を受けています。

　図5-2を見てみましょう。「もはや戦後ではない」という旧経済企画庁1956

図5-2　GNPと戦争

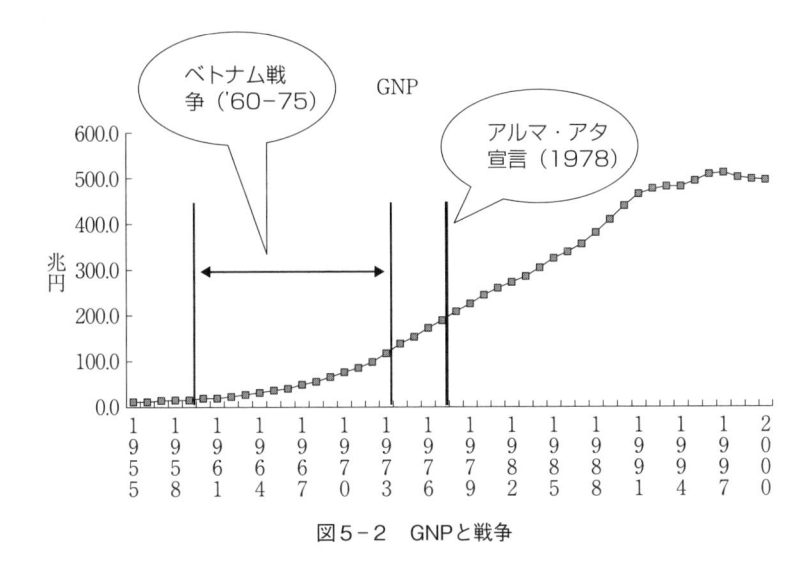

年の流行語ですが、この時に比較された戦前は1935年前後といわれています。とすれば、戦争によって経済成長は20年分足踏みしていたことになります。その1935年の経済水準にもちなおすことのテコ入れとなっているのが、朝鮮戦争による特需です。

日本は戦後、めざましい成長を遂げています。それは他国の戦争のお陰です。日本だけではありません。戦争によって儲かっている国が必ずあるのです。しかしながら、戦場となっている国が発展することはありません。そのため、大きな国家間格差が生じました。

健康問題を扱う上で、冷戦構造だけが要因ではないことは明らかなのですが、世の中の流れの中で、何が作用しているのかを考える視点は重要です。このような視点で、発展途上国対象に、健康のスローガンがなぜ必要になったのかを考えることは大切です。健康の考え方は時代によって変化します。健康の基盤は経済水準に大きな影響を受けます。そのため、健康のためにできることも経済水準と共に変化しますし、求められるものも変化していきます。

大国に踊らされているのか

　もともと、先進国の都合で、多くの戦争が生じています。当時の冷戦構造に由来するものです。そして、その結果、経済格差が生まれ、発展途上国の医療整備は遅れています。

　基本的にWHOの予算は、国連加盟国の義務的分担金によって賄われています。2007年の実績はアメリカ22％、日本19.5％、ドイツ8.7％、イギリス6.1％、フランス6.0％です。当たり前の話なのですが、先進国によってWHOの予算は拠出されています。

　考えてみると、このことは大きな矛盾です。先進国の論理で戦争が起こり、人びとの生活が脅かされています。生活が脅かされるということは健康も脅かされているという側面がある訳です。そして、健康を充実させるための組織、WHOに先進国が大きな予算を拠出している現状があります。まさに、大国に踊らされている構造が見えてくると思いませんか。

社会の上の身体と心

　私たちが健康問題を考えるときに、個人のレベルでの身体や精神までで思考が留まってしまう傾向があります。ところが、WHOがいっているように、身体・精神・社会の3側面で物事を考えることが必要です。先進国の都合で、経済格差が生まれ、発展途上国の医療基盤の整備が遅れてしまったのです。そのため、この部分にてこ入れをし、生命の量的評価、つまり、平均寿命や罹患率などを改善させようというスローガンが生まれたというわけです。個人は確実に

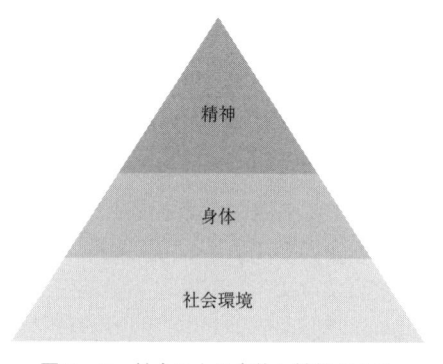

図5-3　社会の上に身体と精神がある

社会の影響を受けています。

　ここでいう社会の土台とは、国家の状況のことです。生命の量的な評価、つまり、平均寿命の数字を引き上げることや、乳児死亡率の改善が必要な国があります。その一方で、現状よりもQOL（生活の質）を高めたいと望んでいる人達が多い国もあるでしょう。

　私たちは生きていく中で、単に生きているだけの存在であることを望んでいるわけではありません。より、幸せで充実した生活を望んでいるはずです。当然、その幸せの意味は人それぞれなのですが……。

　いずれにしても、私たち個人は、社会という大きな土台の上に存在するものであり、常に社会の影響を受けているのです。その土台が揺らぐと、私たち個人の健康などは考えられなくなるのです。個人は社会に影響を受けていること。そして、社会の土台の上に、身体と精神があるということは考えていただきたいのです。

【参考文献】

林忠彦『日本の写真家（25）』長野重一（編）、東京、岩波書店、1998

川端眞人、内山三郎監訳『21世紀・健康・世界〜WHO編纂　世界保健報告』京都、英伝社、1998

九州大学健康科学センター編『新版 健康と運動の科学』東京、大修館書店、1998

島内憲夫訳『21世紀の健康戦略2』ヘルスプロモーション―WHO：オタワ憲章―、東京、垣内出版、1990

池上彰『そうだったのか！現代史』東京、集英社、2000

池上彰『そうだったのか！日本現代史』東京、集英社、2001

池上彰『そうだったのか！現代史 パート2』東京、集英社、2003

エドワード・ゴラブ著、坂本なほ子訳『医学の限界』東京、新興医学出版社、2004

ストレスとコーピング

　皆さんはストレスというと、「ネガティブなイメージしか持ってない」という方が多いのではないですか？　ハンス・セリエという人がストレスという言葉を学術用語にしました。
　ストレスは、そのストレスの源になる「ストレッサー」とストレスを受けている「ストレス状態」に分けられます。
　セリエの考えによれば、人間には生まれながらにして一定のエネルギーを持ちますが、かかるストレスの度合いによって、そのエネルギーを消費します。
　このストレスの対応に必要なエネルギーが大きすぎると害になりますし、適度なストレスであれば、自らの困難に対する適応力を高めることに役立ちます。

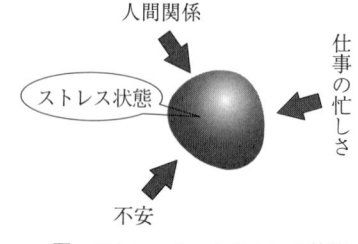

図　ストレッサーとストレス状態

言い換えれば、ストレスが人間を成長させてくれるということです。害になるストレスを「ディストレス」、有益なストレスを「ユーストレス」といいます。
　幾多の困難を乗り越えた人が、「あの試練が自分を成長させてくれた」というコメントを耳にしたことがあると思います。ストレスを乗り越えた成功体験は、次に同じような困難に遭遇しても、「克服できる」という自己効力感（自分がある出来事に対してどの程度できるのかという見込み）を高め、自信につながります。
　かつて、ツールドフランスで7連覇を達成した最強の自転車乗りといわれるランス・アームストロング選手は、睾丸ガンから脳にガンが転移し、その状況から見事に復活した人物です。彼の著書『ただマイヨジョーヌのためでなく』という本の中に、次のようなやりとりがあります。
　彼がガンになったばかりの時に、同じガンを患った軍人から次のようなメールをもらいます。「君はまだ分からないだろうけれど、僕たちは幸運な人間なんだ」。ランスは「バカじゃないか」と言い放ちます。しかし、ガンを克服したときにその「幸運な人間」という言葉の意味が分かるのです。
　「病気が僕に教えてくれたことの中で、確信をもって言えることがある。それは、僕たちは自分が思っているより、ずっとすばらしい人間だということだ。危機に陥らなければ現れないような、自分でも意識していないような能力があるのだ。（ランス・アームストロング）」この言葉は、著書からの抜粋です。
　人が適応していくという観点からいえば、ストレスはある種の自己能力の発見につながるといえます。

さて、同じ出来事が生じたとしても、その人によって感じ方は異なるものです。人々の心の中でどのようにしてストレスは感じられるのでしょうか。

ラザルスの心理的ストレスモデルというものがあります。ラザルス（Lazarus RS）のモデルは、人がストレッサーに対して、それが有害であるか、脅威となるか、挑戦的なものか、あるいは良いものなのかなどの性質と、その重大性を評価し、処理の見込みによって、ストレッサーをどのように感じるかが変わると考えているものです。これを心理的ストレスモデルといっています。

その要素は2つに分かれます。

一次的評価：ストレッサーの重要性と害や損失をもたらすかという評価。

二次的評価：一次的評価で扱った問題が自分でコントロールできるかどうか。

この組み合わせでストレスの大きさ、そして対処方法が決まります。

例えば、何かの資格取得のための試験を受けるとしましょう。その試験がストレッサーになっていると考えてください。一次評価では「この試験は自分にとって重要なのか」というように考えます。そして、二次評価では、「この試験に受かるであろうか」と考えるのです。重要と考えても試験に受かる自信があればストレスは小さいわけです。また、試験に受かる自信がなくとも、試験そのものの重要度が小さい場合にも、ストレスは小さいと評価されます。逆に、この試験が自分の人生にとってとても重要で、かつ試験に合格することが困難である場合、ストレスは最大のものとなるわけです。

また、問題を解決したり小さくしたりする対処行動のことをコーピングといいますが、コーピングスタイルには、問題焦点型と情動焦点型があります。

まず、問題焦点型とは、状況を直接的に変化させようとする努力を発揮することで、状況がコントロール可能であると評価された場合にその頻度は高まります。問題を解決しようと試みるのです。

それに対して、情動焦点型とは、喚起された情動（心の中でわき上がった気持ち）を低減する努力をするように努めます。つまり、状況がコントロール不可能であると評価された場合に、その頻度は高まります。

人間は、努力をすれば何とかなると感じたときには状況の改善に向けて努力をします。しかしながら、物理的に無理である場合など、努力しても状況の改善が見込めない場合は、考え方を変えるしかないのです。

次の話は、齋藤孝著『五輪の身体』に記されていたインタビューの内容です。ハンマー投げの室伏広治選手が、雨の中競技をしなければいけない状況があって、失投したといいます。その時に優勝した選手が「お前は雨が好きか」と聞いてきたとのことです。彼は続けて「俺は雨が好きだ。ベストを出したことがあるからな」と室伏選手に言いました。一般的に、陸上の投擲選手にとって、雨がパフォーマンスを上げるために都合の良い材料となることはありません。手が滑って失投につなが

るからです。しかし、優勝した彼は、自分に苦手意識がないこと。ライバルは苦手だと思っていること。それらを利用して、雨はみんなに不利なのだから、自分は有利だと心の中での雨の解釈を変えているのです。

これは、室伏選手のライバルの眼から見た、情動焦点型のコーピング方法です。雨という天候を変えることはできません。そのため、考え方を変えるのです。

「果たして、自分は物事に対して上手く対処できるだろうか」そう考える人は多いと思います。このできるかどうかの見積もりのことを自己効力感というのですが、このできるかも知れないという気持ちをどうやって引き上げるかが重要です。

```
ストレッサー ─→ 一次評価 ─→ コーピング ─→ 適応
         ─→ 二次評価 ─→     ↑
                    コーピング資源
```

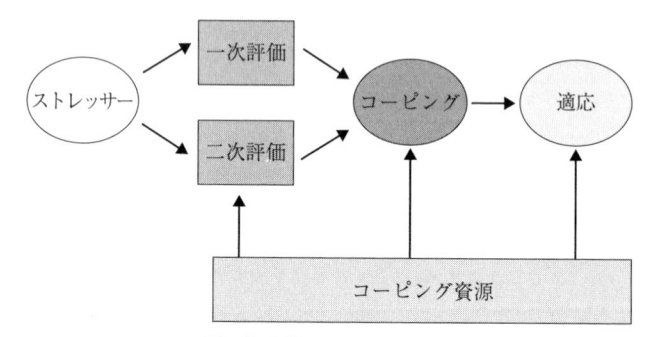

図　心理的ストレスモデル

人間は、イメージできないことは不可能ですが、イメージできることには、少なくとも可能性があります。「人間、希望のない人生は一刻も生きられない」とはよくいったもので、希望があるからこそ、人は力を発揮できるのです。

最初から、完璧な成功を目指すのは、ハードルが高すぎて、大きなストレスになってしまいます。その場合は問題焦点型のコーピングは難しいかも知れません。

そのようなときには、中間目標を設定し、問題解決に近づくということを目指していただきたいと思います。問題解決に近づくための方法に具体性が増せば、物事に対して不安を感じなくなることは多いものです。

ストレスと上手く付き合いたいものです。

第6章

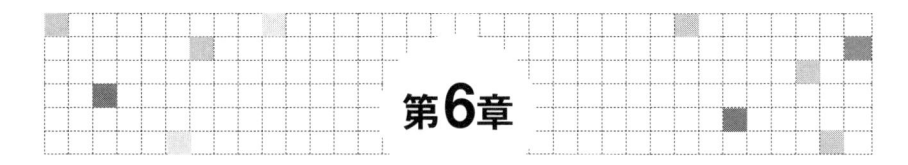

健康モデル

　既にWHOの健康についてお話しいたしました。WHOは大きな枠組みでの健康の目標です。そこで、個人としての健康をどう考えるかについて扱いたいと思います。つまり、それぞれがどのように健康について考えるのかということです。考え方は多岐にわたるので、何を重要視して健康をとらえるかということになります。ここでは、WHOのような世界的な組織が発表したものとは別の、個人が健康をどのように考えるのかという健康観を紹介したいと思います。

　　健康の臨床モデル

　健康の臨床モデルとは、医学的視点から健康をとらえ、健康は疾病のない状態としている考え方です。疾病は遺伝やホメオスタシスの不均衡状態。さらにウイルスや化学物質などの異物の侵入による生態の生化学的な機能不全に起因するものとみなされます。このため、このモデルでは、人間は健康の達成のために、医師によって操作される機械的存在、あるいは臓器などを中核に構成されたシステムなどとして認識されます。このモデルはWHOの健康憲章が出される前の「身体中心の健康観」と考え方は同じです。

ホメオスタシス

　ホメオスタシスとは、生体が外界の急激な変化に対応して、形態的にも生理的にも生命の安定を維持しようとするはたらきのことで、恒常性のことです。例えば、私たちの体内では、四季を通じて私たちの体温はほぼ一定に保たれています。寒い日でも、暑い日が続いても、身体の水分量もほぼ一定です。また、血液の中の酸素を取り込む量は一定なので、pH（power of hydrogen）の値は一定に保たれています。pH値が小さくなればなるほど酸性を示し、逆にpH値が大きくなればなるほどアルカリ性を示しています。血液は通常7.35〜7.45の間に保たれ、弱アルカリ性です。7.0が中性を示す数字です。

健康の役割遂行モデル

　健康の役割遂行モデルは、社会学者パーソンズ（Persons, T.；1902-1979）の定義に従うものです。「健康とは、個人が社会化される（社会の構成員となる）につれて担う社会的役割・課業（割り当ての仕事）を、効率的に遂行し得る能力の、最適状態」という考え方を基礎としています。このモデルでは、人間は多様な役割を果たす存在、疾病はそれを妨げるもの、健康は個人のライフサイクルにおいて、重要な活動を充分に達成する能力に関わるとみなされています。社会の変化に対応して力を発揮する能力があるかどうかということです。人が一人前の大人になったり、親になったりすることに対応できているかということです。

　ところで、性格の同心円というものがあります。円の外側から、役割性格、社会的性格、性格、気質、根本気分、体質という構成になってお

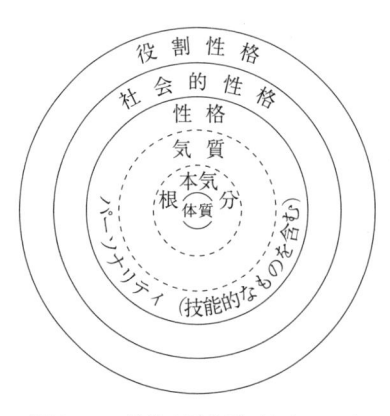

図6-1　性格の同心円（宮城, 1960）

り、中心に近いほど遺伝的要素が強く、外側にいくほど環境的要素が強いということを示したものです。例えば、役割性格というのは、母親になるとか、社長になるなどの場合です。社会的性格というのは、戦争によって社会情勢が悪いとか、不景気であるとかの多くの人々に共通するものをさすものです。性格は遺伝的な気質と後天的な影響の両方の要素を含むものです。皆さんも役割によって自らの性格が変わったような気がしたことはありませんか。

役割は変化します。それを遂行していくことができるかどうかということを、役割遂行モデルでは問題にしているのです。

健康の適応モデル

健康の適応モデルは、「健康は、社会的・物理的な環境との間で、実りある効果的な相互作用を行っている人間全体の状態である」というアメリカ人医学者デュボス（Dubos, R.；1901-1982）の定義を基にしたものです。適応は、生物学的適応と社会学的適応に分類され、疾病は変化する環境に適応する能力の衰えた状態であり、健康の達成のためには適応の成功と環境の適正な管理の双方が重視されるというものです。このモデルでは、生物学的にも社会学的にも、環境に適応する能力の有無を問題にしています。

例えば、皮膚の色素は、有害な紫外線などから人体を保護しますが、ビタミンDの合成にはある程度の紫外線が必要です。そのため、日差しの弱い北欧に住む人は肌が白く、日差しの強いアフリカに住む人は色が黒いのも当然であると思われます。人類の初期の段階では、この特徴がもっとはっきりしていたと考えられています。また、高地に住んでいる人は、他の地域の人が活動できないような高地であっても、元気に活動することができるのです。

このような遺伝的に特徴づけされたものも、生物学的適応ですが、環境への一時的反応に基づくものもあります。例えば、皮膚の色の違いに対して日焼けの色、高山生活の適応に対しては、スポーツ選手の高地トレーニングなどが一時的な対応といえるでしょう。多くの場合、これらの変化は可逆的（元に戻ることが可能）で、適応反応を引き起こした環境から離れると、元通りになります。デュボスは、これが上手くできるかどうかも、健康の条件に入れているのです

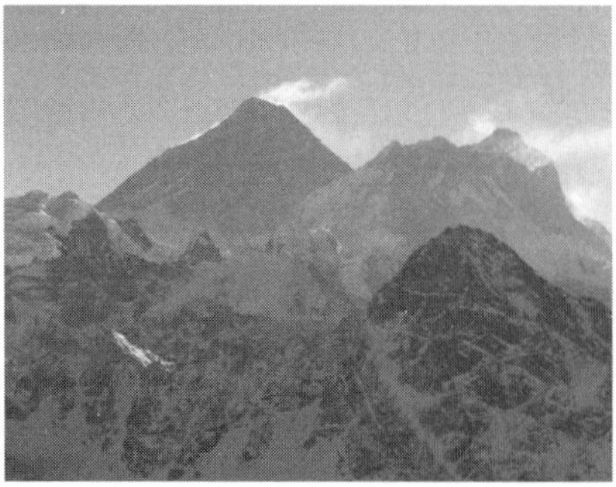

写真6-1

ね。これがあるかどうかが、役割遂行モデルと適応モデルの違いです。

この適応モデルは、社会的役割を問題にした先ほどの役割遂行モデルに、生物学的適応を加えたような考え方です。社会への適応と生き物としての適応です。

この写真は標高8,848mのエベレストです。例えば、皆さんがエベレストのような高い山に登ったとしましょう。多くの人が高山病になって動けなくなるでしょう。高いところでは酸素が薄いので、機敏に動くことが困難になります。写真6-1は5,000mくらいのところから撮影したものです。5,000mでも富士山より高い位置です。この高さで機敏に身体を動かそうとすると軽い頭痛がして、動作が緩慢になります。この状況が、環境に適応できていない状況です。そのため、高い山に登るときは、少しずつ高度を上げていって高地に身体を慣らしていく手順を踏む必要があるのです。このように山に登ったときの適応能力も生物学的適応です。

親から子への遺伝的な低酸素適応というものもあります。これには、個人が生きていくためだけではなく、子どもを作って妊娠・出産・成長というつながりの適応です。

これは『生老病死のエコロジー』という本からの抜粋ですが、

「スペイン人の南米への進出以降、インカの帝都ポトシ（4000m）が建設されたとき、約10万人のインディオと2万人のスペイン人がいたが、インディオたちは従来どおりの出生率で増えるのに対して、スペイン人たちは不妊となるか乳児が育たなかったという。そこでスペイン人の母親たちは、たいてい低所へ移住して出産し、子どもが1歳になるまでは低所にとどまったという。ポトシに住み着いたスペインの子どもが初めて産まれたのは、市が創設されてから53年もたってからのことである。(p.9)」

繰り返しになりますが、適応モデルは役割遂行モデルに生物学的適応を加えたような考え方です。社会学的環境への適応と身体という生物学的な適応の2

つを重視しています。

そのような2つの側面が共に関わって、適応がうまくいかない例として、5月病（軽症うつ病、適応障害）があります。5月の連休過ぎくらいから、うつ的な気分に見舞われ、無気力な状態になることからついた病名です。これなどは適応が上手くいっていないのです。5月病は、新しい環境についていけず知らず知らずのうちに、自分の殻に閉じこもる心のスランプです。

適応モデルの考え方は、環境に適応する能力を重要視しています。現実と向き合い、生物学的にも社会学的にも、環境に適応することのできる能力の有無を問題にしています。

健康の幸福主義的モデル

次は、健康の幸福主義的モデルを紹介しましょう。アメリカ人心理学者マズロー（Maslow, A.H.；1908-1970）の理論を基礎にしています。「健康は人間の最も高い目標の実現、また自己実現を意味する」と主張しています。このモデルでは単に疾病の有無や身体の状態ではなく、健康のためには元気一杯に生き、十分に成長・発達することを含み、統合的・全体的存在として人間をとらえているのです。

このモデルでは統合的・全体的存在として自己実現の可否を重要視しています。目標を実現することが目的になっています。そして、それを実現する過程を健康と表現するわけです。

ここで元になっている理論は、マズローの欲求階層説というものです。昔のことわざに「衣食足りて礼節を知る」というものがあります。これは、生活が安定しているからこそ、礼儀正しく生きることができるという意味です。考えてみて下さい。私たちは現代の裕福な日本の社会にいます。ところが、第二次大戦が終わった後、日本の国民は食べる物もなかったのです。確かに戦後の荒廃した日本では、恥も外聞もあったものではありません。生きるのに必死であれば、何でもしたでしょう。

写真6-2は、「ごみ山から食べ物などを探す少年マルコス」というクラウディオ・エディンガーの作品です。これは1986年のブラジルで撮られたものです。

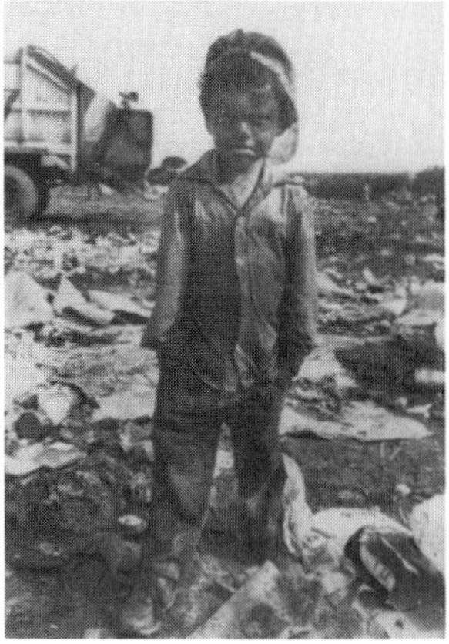

写真6-2

「衣食足りて礼節を知る」。まさに生活が安定しているからこそ、礼儀正しく生きることができるのです。その日に食べることで精一杯になるのです。

経済的理由などから、コンビニやファーストフードの廃棄残飯によって生活せねばならない人もいるでしょう。その人達は恥も外聞も捨てなければいけない状況になっているのかも知れません。

そこでマズローは、人間の欲求が段階構造をなしていると考えたのです。

マズローの考えた人間の欲求構造が図6-2です。欲求は下から上に積み上げられ、最も上に自己実現をおきました。一番下は生理的欲求です。生理的欲求は生命維持のための欲求で、飢え、渇き、睡眠、排泄などを求めるものです。これを満たすことができると、次の安全欲求を満たそうとします。これは、ケガ、病気などから自分の身体を守ろうとするものです。お腹がすごくすいているのであれば、何でも口にしてしまいます。これは、安全欲求が生理的欲求に負けてしまうことの表れです。そして、愛情・所属の欲求、社会的承認、自己実現と進んでいくのです。愛情・所属の欲求とは、他人との関係を求めるものです。社会的承認とは、価値のある人として認められたいという気持ちです。そして、自己実現は、理想の目的達成ということになります。

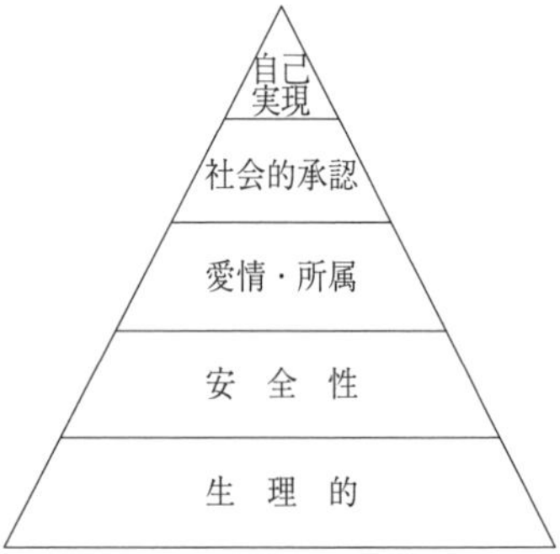

かつて巨大なハリケーンの災害がありました。ハリケーン・カトリーナは、2005年8月末にアメリカ合衆国南東部のニューオーリンズを襲った大型のハリケーンです。ニューオーリンズは人口50万人の都市ですが、何もない平常時には隠れていた

図6-2 欲求階層説（マズロー）

人種問題が浮き彫りになったことが、ニュースになりました。

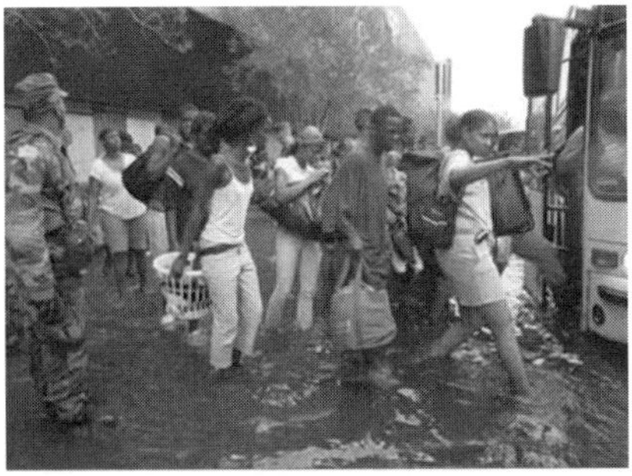

ハリケーンによって、無法横行で避難所から避難する被災者たちが写っています（写真6-3）。避難所から避難するというのは、わかりにくい話なのですが、多数の被災者が収容されている避難所内は、子どもへのレイプ行為など、無法状態になっており、別の避難所への避難を余儀なくされたというニュースだったのです。また、ニューオーリンズで男が武器を引き抜いたとの情報があり、そこから逃げる市民の映像が報道されました（写真6-4）。

写真6-3

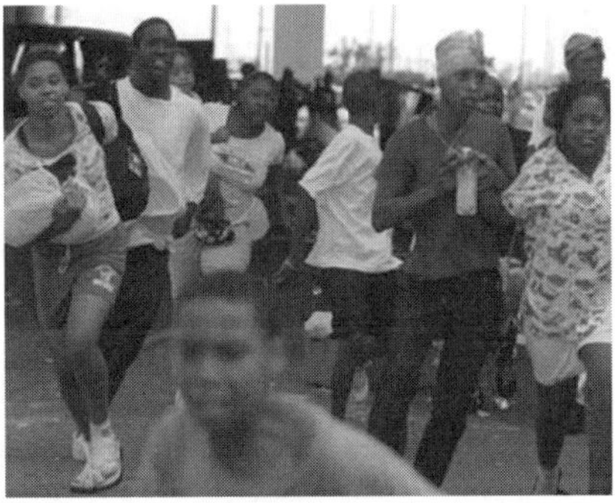

写真6-4

ハリケーンによって、治安を失い、スーパーなどで略奪や暴行が起き、無秩序な状態になりました。世界の超大国アメリカですら、一瞬のうちに変貌してしまうのです。私たち人間は、生活が安定しているから、人間らしさを保つことができるのです。

今日的健康の考え方

これまでのモデルの話から、健康の考え方について、次の4つの変化が挙げられるでしょう。

1つは、疾病と健康を対立概念とする見方が否定され、独立した概念としていることです。つまり、病気があっても健康の可能性があるということです。

2つめは、疾病や心身の状態を中心に置く考え方から、生活概念を中核にする考え方に移行しています。生活する上でどうなのか、何か支障があるのかということです。

3つめは、個人の身体的・精神的側面に関する異常あるいは否定的な「状態」を基準とする見方から、個人の役割や適応にかかわる心身の積極的な状態、さらには「能力」を基礎とする見方に変化しています。簡単に言ってしまえば、悪い部分に目を向けず、良い部分に目を向けるということです。
　4つめは、「病原説」(すべての病気がウイルス・バクテリアなどのように、分類可能な作用因によって引き起こされるとする考え方)などのように、客観的要因や状況を中心として個人の心身の状態のみに着目する視点から、「いかに生きるか」などの主観的要素も加え、生活内容とその状況的・環境的諸要因の全体を包括した、総合的・多元的な視点が重視されつつあるという変化があります。
　これらの変化によって、健康と病気は一本の線でつながっているというような「健康―疾病連続線」の考え方は、明確に否定されています。なぜなら、健康と心身の障害は別概念であって、矛盾しないものです。仮に、対立概念として考えると、感染症中心の時代と異なり、生活習慣病や高齢者を対象とする場合に、「一病息災」といわれる健康状態が、理解できなくなってしまいます。その上、医学的視点が中心になり、健康問題への総合的・多元的なアプローチの必要性と可能性が排除されかねません。

　　ウエルネスの考え方

　ウエルネスとは、健康を総合的・積極的にとらえようとする考え方です。ダン (Dunn, H.: 1961) によれば、ウエルネスとは「各人がおかれている状況の中で、各人がもつ潜在的な能力を、可能な限り、最大限に引き出すことをめざした総合的な働きかけである」としています。これは、今日的な健康の考え方と同様の内容を示すものです。このウエルネスの考え方は1970年代から1980年代以降に定着しました。単に、病気であるかないかに関わらず、健康のレベルを高めることができるという考え方です。
　ウエルネスについてのピルチ (Pilch, J) の説明は次のようになされています (健康と運動の科学、p.39)。

第6章 健康モデル

「人生の目的をもつこと、人生の真の喜びや楽しみは何であるかを見出すこと、自由な自己決断の責任を受容すること、有効かつ永続性のある意欲をみつけることなども含まれる。したがって、末期的な症状にある人も、心を病んでいる人、あるいは一生、身体の障害を抱えて生きる人も、高い水準のウエルネスの状態にいることができる反面、医学的な検査の結果からすれば、充分に健康であるが、人生の目的がない、したがって、ウエルネスを経験しないであろうと思われる人もいる」

図6-3には次のような説明がされています（健康と運動の科学、p.39）。

「ロバートは、肉体的に正常で病気がないにも関わらず、自分の人生の意義が見出せず、また、自分自身の可能性を追求するという努力もしない。そして自分に対する不満や人生に対する失意の中で、ついに心臓発作に見舞われ、早死にしてしまう。これに対して、マリリンはエネルギッシュで、生き生きと人生を楽しんでいたが、ある日、末期ガンと診断され、残り1年の人生と宣告された。しばらくは泣き明かしたが、それを受け止め、残された日々を自分の才能や可能性を充分に生かして、以前にも増して充実した生き方をするようになった。

この2人の例では、従来の見方である健康—病気連続線上ではロバートの方が、逆にウエルネス連続線上ではマリリンの方が高い水準にあることになる。」

ウエルネスの考え方は、一般的な健康の概念よりも広い考え方であり、良好な状態である健康を重視しつつ、病気や虚弱さえも肯定し、その状態における最前の生き方を追求することに意味があるというものです。このことは、高齢

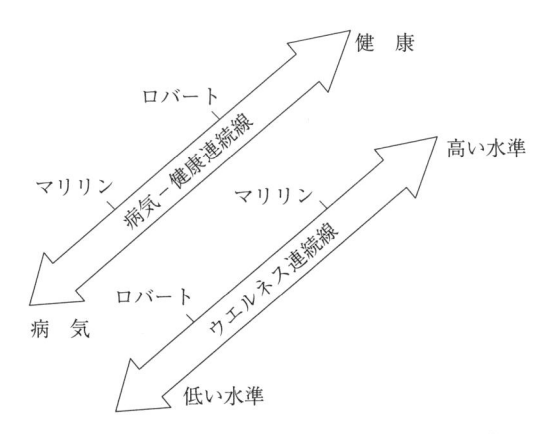

図6-3　健康とウエルネス（Pilch,J.）（青樹（1986）より引用）

社会である現在の生き方にも当てはまります。

　健康寿命

　健康寿命という考え方があります。平均寿命や平均余命は生きる時間の長さを扱ったものでした。健康か、病気か、認知症か、寝たきりかにかかわらず、あと何年生きることができるかを問題にしていました。それに対して、健康寿命は人生の中で健康に暮らせる時間がどれだけあるかを問題にしています。そこで、何をもって健康とするのかによって、健康寿命の定義も変わります。実際は様々な定義が用いられています。

　定義の1つめは、不健康と自覚しない生存期間のことをさします。2つめは、労働・家事・社会参加に支障のない生存期間のことです。3つめは、基本的日常生活動作（ADL: Activities of Daily Living）に支障のない生存期間のことです。4つめは、知的・認知機能に障害のない生存期間のことをさし、5つめは、長期ケア施設に入所しない生存期間のことを示すという定義になっています。一般的に多くの研究では、ADLに支障のない期間を対象としている場合が多いようです。

　ところで、ADL：日常生活動作（Activities of Daily Living）とは、食事を摂ったり、着替えたり、排泄や入浴、身だしなみなど、生きていくうえで最も基本となる身辺処理のことを言います。ADLという意味での健康寿命は、身の回りのことを行える自立して暮らせる期間ということになります。繰り返しですが、一般的に多くの研究では、ADLに支障のない期間を研究している方が多いです。

　ADLには、BADL（Basic ADL：基本的日常生活動作）とIADL（Instrumental ADL：日常生活関連動作）があります。一般的にADLとBADLは同義的に使われています。

　IADL（Instrumental ADL）日常生活関連動作は、BADLの身の回り動作（食事、更衣、整容、トイレ、入浴等）・移動動作の次の段階です。具体的には、買い物、洗濯、電話、薬の管理、財産管理、乗り物等の日常生活上の複雑な動作をいいます。

これらの様々なレベルはすべて重要ですが、筆者が思うに、最も重要なのは、自分自身のことを健康であると感じることができることでしょう。障害があっても、病気があっても、様々な分野で活躍しておられる方がいます。逆に、健康に見えても、無気力で不健康な方もいます。これは先ほどのウエルネスの考え方で話したとおりです。

どのように生きるか

古来人間は、不老不死を夢みてきました。しかしながら、ただ生きているだけでは、健康な状態ではないでしょう。問題はどのように過ごすかです。

舘野泉さんというピアニストの方がおられます。この方はコンサートの途中で、脳溢血で倒れます。脳溢血は脳出血と同じです。動脈硬化から動脈瘤ができ、出血に至ります。ピアノを弾いているときに少しずつ調子が悪くなり、何とか左手でごまかしながら、最後の曲を弾ききります。そして挨拶をしようとした際に、倒れてしまうのです。舘野さんはそれ以来右手が十分に使えなくなり、リハビリをはじめます。比較的軽度であったのですが、ピアノを弾く繊細な動きが取り戻せません。舘野さんは悩みます。舘野さんは右手のリハビリに時間を割き、できないことに悩み苦しみました。その時、家族（息子さん）から、左手のための楽譜があると手渡されます。そこで、工夫をすれば両手の音に限りなく近づけることができることに気づきます。この時に舘野さんは、一縷の光を見いだすのです。

そして、左手一本のピアニストとして奇跡のカムバックを成し遂げます。その時の言葉です。「片手は両手の半分ではない」。つまり、左手一本でも両手の演奏に匹敵するくらいにできるということでしょう。

舘野泉さんがリハビリの途中に思ったことがあると言います。「医師は悪いところに目が向く。左手だけでもできる良いところに、早く目を向けるべきだったと」。できることを伸ばしていくというのは生きる希望を与えてくれることなのかも知れません。

できるという意識

　筆者の恩師、長田一臣先生も脳梗塞から見事に立ち直られたお一人です。長田先生は2005年に脳梗塞で倒れられます。残念なことに、血栓が大動脈に詰まり、左足の切断を余儀なくされたのでした。現役時代はオリンピック選手のメンタルトレーニングを行い、大舞台で成功する多くの選手たちに指導をなさっていた方です。トレーニングをする選手には、「希望の光が見えないと人は力を発揮できない。君はまず何をやるか。目標は行動を体系化するぞ」そのように、毎日の過ごし方について考えなさいということをよくおっしゃったのでした。
　「少しずつでよい。背伸びをして自分を見せろ。続けていけば、それが本当の実力になるから」と、私は長田先生に励まされたものです。
　とても気丈な方でしたが、脳梗塞で倒れられてからは、心が折れかけておられたような気がします。
　東京新聞では、長田先生がピアノ演奏できるまでに回復したことが扱われています。その記事に、こんなことが書かれています。

　　障害を負う前の生活を基準にして、「できない」ことに意識がいき、不安が募ってしまう。リハビリも医師らを頼り、受け身になりがちだ。
　　長谷川医師は「障害による不自由さはあっても、生活の場面でできることを体験すると、『できない』から『できるんじゃないか』に意識が転換して、次に何をしようかと主体的に考えるようになる」と説明する。　東京新聞：平成23年(2011) 2月16日(水)

　この記事を見ると、長田先生は6年間の間リハビリに耐え、自らの「できること」で闘っておられたのだと思うのです。「目標は行動を体系化する」このお言葉。また、先生に教えを頂いた次第です。

日本の健康の考え

　この健康に関心を寄せられる時代は古く、江戸時代の貝原益軒に遡ります。「長生きであればこそ、人生を楽しむことができる」と貝原益軒は説いていま

す。『養生訓』は禁忌の健康観であると、一般には受け止められる節がありますが、人生を楽しむという貝原益軒の思想が根底に流れています。

　貝原益軒（1630～1714）が生きていた時代は、江戸時代（1600～1867）の元禄時代（1688～1703）の頃、つまり五代将軍綱吉の頃、高度成長も頂点に達し時代は安定期に入ったところです。これは、高度経済成長後の安定している現代にたいへん似かよった状態です。江戸時代より前は戦乱の中にあり、飢饉や疫病が日常化していた時代であったため、人々は生きていくことで精一杯でした。そのため、健康を考える余裕などはなかったのです。生活が安定してきた元禄時代以後に、病や健康、老いや死のことについて考えるようになったといわれています。

　いつの時代も安定した時期に健康が問われるようになるのです。健康を考えられるのは幸せの証なのです。

健康は最終目的ではない

　健康というものは最終目的ではありません。あくまで生活を豊かにするために活用するものです。生活を豊かにするための資源であるということは、オタワ憲章の考え方と同じです。この生活を豊かにするための資源、つまりは手段である健康が、主役になってしまい、それに振り回されることがあってはならないはずです。健康な状態であるからこそ、自分が望む行動ができるのです。

【参考文献】
宮城音弥『性格』東京、岩波新書、1960
R.デュボス『健康という幻想―医学の生物学的変化―』田多井吉之介訳、東京、紀伊國屋書店、1964
青木和夫『ウエルネスと健康・体力』体育科教育、11、1986、p.43-47
藤田主一、高嶋正士、大村政男『こころのゼミナール』東京、福村出版、1992
九州大学健康科学センター編『新版：健康と運動の科学』東京、大修館書店、1998
立川昭二『NHK人間講座、養生訓の世界』日本放送出版協会、2001
辻一郎『のばそう健康寿命』東京、岩波アクティブ新書、2004
虹工房、岩田高明編『写真展地球を生きる子どもたち』東京、日本テレビ放送網株式会社、2005
奥宮清人編『生老病死のエコロジー――チベット・ヒマラヤに生きる』京都、昭和堂、2011

ハンセン病と加害者になる心

　皆さんはハンセン病をご存じですか。ハンセン病は、らい菌という結核菌に近い細菌による感染症です。例えば、他の病気、結核の場合などは、肺が最初の標的になります。らい菌の場合は末梢神経や皮膚がその標的になります。
　初期症状としては、手足や顔面、頭部などに触れても感じ方の鈍いところが出現します。特徴的症状としては、末梢神経障害があげられます。これには運動障害や感覚障害が含まれます。運動障害では、手足が曲がってしまう拘縮がみられ、感覚障害によって外傷や火傷が生じやすくなります。致死性があるかといえば、そうではありません。らい菌の感染だけで人が死に至ることはきわめて少ないといえます。ただし、外傷や火傷が繰り返し生じ、全身化膿するということが考えられます。これは一般的な化膿細菌によるものです。普通のことであり、らい菌の影響ではありません。しかしながら、手足顔面など外観に影響を与えるといえます。
　歴史的に、ハンセン病が嫌われた経緯があります。何故ハンセン病が嫌われたのでしょう。その理由は、治療法のない時代、ハンセン病は進行すると身体の色々な部位が変形をきたしました。らい菌は他の病原性細菌よりも、分裂する時に低い温度を好みます。手足の先、頭、顔、鼻、眼、耳たぶなどです。つまり、このような部位はすべて衣服から出ています。すなわち、一見して人目につきやすいところに、病気の変化が現れることになります。それに加えて、末梢神経障害の二次的後遺症のために、外傷や火傷のため、手足の指を失ったりしたのです。あるいは鼻にも変形が見られました。そのため、「らいになると指が落ちる」「鼻が溶けてなくなる」などといわれたのです。
　ハンセン病を取り巻く問題には、人権問題が関わってきます。国の犯した憲法違反といってよいでしょう。強制収容隔離で患者を家族から分断し、療養所では偽名を強要し、断種や中絶で子どもを作らせませんでした。このような国の政策をハンセン病に関わる法律が支えたのです。
　ハンセン病の法律としては、癩予防ニ関スル件：1907年（明治40年）にはじまり、癩予防法（旧法）：1931年（昭和6年）、らい予防法（新法）：1953年（昭和28年）へと引き継がれます。昭和28年8月に成立したらい予防法は、1996年（平成8年）4月1日に廃止されるまで、1世紀近く続くのです。
　法律によって全患者隔離が認められ、無癩県運動が同時に進められていきました。この運動は、県や地方自治体が音頭をとる形で、国民一人ひとりに「患者狩り」への協力を求めるものでした。無癩県運動は、1929年（昭和4年）の愛知県で始まった民間運動がきっかけになって広がった国民総動員型の「患者撲滅作戦」です。1930年代（昭和5年頃）全国的に広まりました。文字通り各都道府県が競い合ってハン

セン病患者を摘発し、療養所へ隔離し患者ゼロを目指すというものです。絶対隔離推進のために大きな役割を果たしています。隣人が患者を密告し、医師や警察官が飛んできて、患者を隔離していく光景が全国で展開され、昭和15年（1940）に１万人隔離を達成しています。

　昭和18年（1943）にアメリカでプロミンという化学療法薬が、ハンセン病に非常に効くことが報告されました。日本にプロミンが入ってきたのは、戦後の昭和22年（1947）のことです。ここで時間軸を整理しますと、らい予防法は1953年のこと。つまり、このらい予防法が成立した時、すでに薬があり、国や医師は病気が治ることはわかっていたことになります。

　プロミン治療が普及していく中で「無癩県運動」が展開され、隔離が強化されていくことは、一見すると矛盾するように見えます。しかし現実的には、ハンセン病患者はプロミンの治療を受けるためには、療養所に隔離されるしか方法がなかったのです。国により、プロミンをえさにして患者を隔離に導くという巧妙な手段が用いられたのです。プロミンでハンセン病が治るのであれば、隔離の必要はないのではないかと、皆さんもお気づきだと思います。

　しかし、無癩県運動は続きました。このような「無癩県運動」が患者から家族とふるさとを奪ったのです。「らい予防法」のもと、ハンセン病への恐怖感をうえつけられた住民は隣人の患者を密告します。都道府県の職員が来て患者を隔離し、家屋を徹底的に消毒します。このときの記憶が、患者とふるさとの人々との関係を断ち切ってしまいました。また隔離された後も、恐ろしい感染者を出した家だとして、家族も肩身の狭い思いをさせられました。そのため家族との縁も絶ちきられたのです。「無癩県運動」は、ふるさとに帰りたくても帰れない多くのハンセン病患者を生み出したのです。

　この「無癩県運動」は社会を取り巻く大きな運動でした。しかし、この社会というものは一体何でしょう。ハンセン病のことを無くそうとする運動というと聞こえはいいです。確かに、病気が無くなることは良いことでしょう。しかし、病気にかかった人を非難することがあってはいけません。そのようなことは誰もが分かっているはずです。しかし、いつの間にか対象が病気から人へと変質してしまっているのです。そして、実際にハンセン病患者を非難するのは、国や社会ではなく、国民個人なのです。

　『しまがっこ溶けた』という本の著者、金正美さんの講演で伺った話です。小学校の子どもにハンセン病の話をした時のこと、話の後、子どもが金さんに話しかけてきたといいます。

　「僕は悪いことをしていた。ハンセン病の人が可愛そうって思ったけど、僕も水疱瘡の子に同じことをしてた。給食当番してるとき、気持ち悪い。感染するって言っちゃった」。

外貌（見た目）を問題にする意識は、人間誰しも持っています。特に病気を忌み嫌う傾向を助長します。人間という存在は、いつでも加害者になりうる心の部分をもっているのではないでしょうか。

第7章

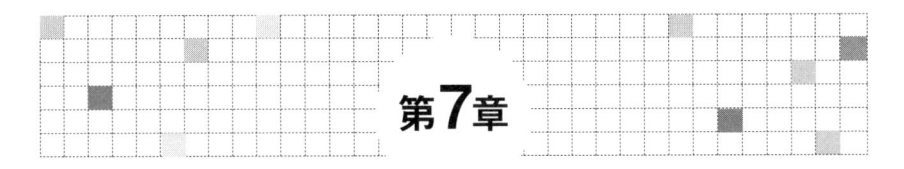

私たちは家畜

健康を取り巻く問題

　人間の健康を取り巻く問題として身体活動の低下があげられます。これは本来動く生物としてのヒトが動かなくなったことによるものです。本来、人間は文化創造の生命体であり、その活動の基盤として健康な身体は不可欠なものです。ところが、生活の利便性が著しく高まったことにより、より身体活動を意識する必要性が生じてきました。私たちの生活の中で、大きく変わったものといえば、自動車などの普及があります。現代社会において、人々の暮らしの中に自動車などが入り込むモータリゼーションが進んでいます。

車社会の中にいる私たち

　世界の自動車保有台数の推移をみると、1975年の3.3億台から増え続け、1990年代前半には6億台を突破しています。そして2005年には概ね9億台に到達したといわれています。2011年10月31日に世界の人口が70億人に達したと推計されていますので、車も増えるわけです。日本はどうでしょうか。
　日本の人口が既に減少に転じていることは、皆さんもご存じかと思います。

約1億2,000万人の国民がいます。この人口の変化と自動車保有台数の関係を見てみましょう。

政府統計によれば、人口は、1970年において約1億466万人、2005年においては約1億2,777万人でした。それが、車の保有台数にいたっては、1970年に約1,653万台であったものが、2005年約7,899万台へと変化しています。1970年から2005年の変化は、人口においては122%になったに過ぎませんが、自動車保有数においては478%にもなっています。

図7-1は人口1人あたりの自動車保有台数を確認したものです。2005年前後で日本の人口は頭打ちになっています。こうしてみると1人に約0.6台の車があるということになります。この数字には、車の運転ができない小さなお子さんも、ご高齢の方も含まれています。

私たちの住んでいる日本という国は、小さな島国なのですが、車の数は比較的多いのかも知れません。統計局ホームページの世界統計によると、2008年のアメリカでは約2億4,595万台の自動車を保有しています。さすがに自動車大国です。2010年の日本では約7,351万台の自動車保有がありました。そして、次に多いのは2008年ドイツ約4,551万台と続きます。

少し古いデータですが、1999年調べで自動車密度を求めたものがあります。自動車密度とは一定の可住地面積あたりの自動車保有台数です。世界の国々と

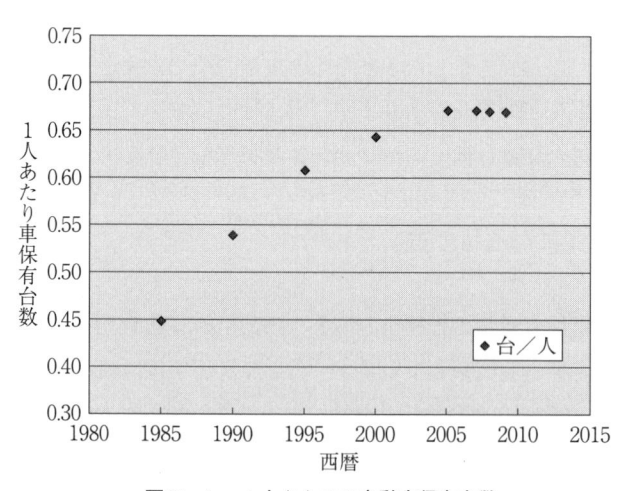

図7-1　1人あたりの自動車保有台数

比べて、日本はものすごく過密です。可住地面積とは簡単に言うと平地ということですが、アメリカが31台に対して日本は566台と18.3倍にもなるのですね。

つまり、日本の国土はこんなに狭いのに、自動車だけはすごく多いということです。その結果として、人間は自分の身体を動かすことが少なくなっていっていることは事実でしょう。

ネット依存症に陥っている家族（母、娘）のことを、TVのドキュメンタリーでやっていました。母親が「お昼何食べたい？」とメールで聞いてきます。娘が返信します。「うどーん」それだけ。隣の部屋にいるにもかかわらずです。日本の住宅事情はさほどよくありませんから、自分の声が届かないほど広い屋敷に住んでいるわけではないでしょう。それでも携帯メールです。まるで落語のような話ですが、結構、そのような生活をしている人はいるのかも知れません。

ヒトという生き物

さて、人間は、動物界脊椎動物門哺乳網霊長目ヒト科ヒト属ヒト（Homo Sapiens）です。人間は、動くことによって、自分の存在を確認し、他者に対して自己を表現し、外部の情報を集め、外部に対して働きかけて、文化を創造しながら生活している生き物です。

それでは、人間はなぜ動くのかと問われた場合、次の分類が可能です。

動物としての動きとしては、個体の生命維持、敵から逃げたり、食べ物を確保したりすることです。また、種の保存、自分の遺伝子を残していくという活動があります。

次に、他の動物にはあまり見られない人間としての動きとしては、日常のあらゆる生活動作や労働作業などの生産活動、遊びやスポーツのような楽しみのための動き、運動不足解消、ストレス解消、疾病予防などの健康を保持するための動きなどがあるでしょう。

その動きに不可欠なものが神経の働きです。

神経の働き

神経の働きは大別すると、中枢神経系と末梢神経系に分けられます。

突然ですが、例えば、古代人が狩りをする場合を考えてみましょう。マンモスを倒そうとしています。

この一連の流れを神経系の働きで表現するとこのようになります。

① 動き作りの情報を収集する
② 動きのプログラミングをする
③ プログラムされた動きを出力する

それでは1つずつ解説していきましょう。

はじめに、マンモスを倒すために手にはヤリが握られています。このヤリの重さなどの握っている情報が、またマンモスまでの距離などの情報が末梢神経系を通じて中枢神経系に伝えられます。

さらに詳しくいうと、感覚神経を通ってヤリの重さや、マンモスまでの距離が中枢神経に伝えられます。

さて、情報が末梢神経の感覚神経から伝わってきました。この情報は中枢神経に集められます。中枢神経系とは、いわゆる脳や脊髄です。伝わってきた情報をもとに動きのプログラムをするのです。どんな風にヤリを投げるのか、どの程度マンモスが迫ってきたときに投げるのか、力加減やタイミングを制御し、動きのプログラムをつくる。これが中枢神経系の働きです。

例えば、ものを遠くへ、あるいは、何かにめがけて投げようとする場合のこ

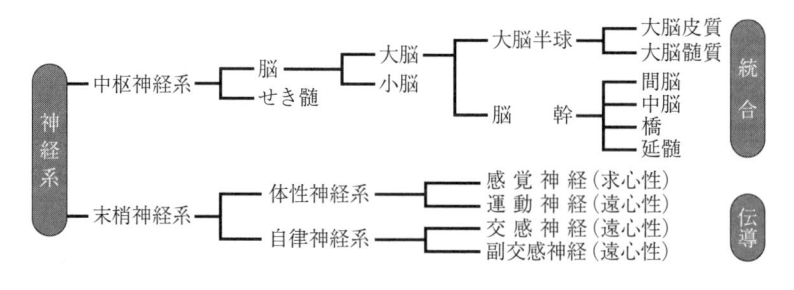

図7-2　神経の成り立ち

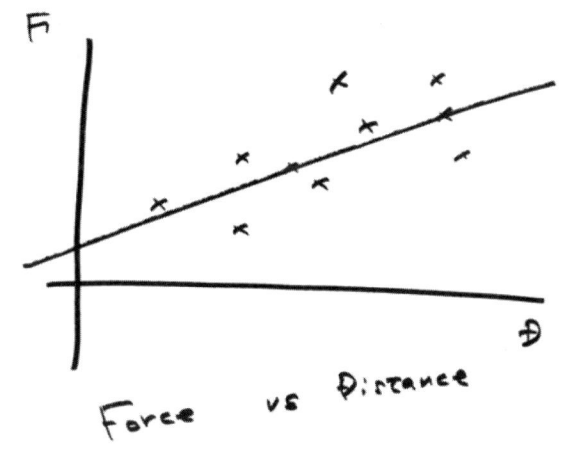

図7-3　力と距離の関係

とを考えてみます。
　イラストは、力と距離の関係を示したものです。このくらいの距離のときには、どの程度力を入れればよいかという関係を示しています。
　この話はマンモスにヤリを投げる話ですが、すべてに通ずる話です。ボールを投げる。楽器を演奏する。壊れやすいものを触る。例えば、ロボットで卵を割るという動作が難しいという話を聞いたことがありませんか。ただ大きな力を出せばよいのではありません。調整することが必要です。
　このように、自分の目的の動作と力加減の関係が、経験の蓄積によって記憶されます。このような枠組みのことをスキーマーと呼びます。どの位の距離に物を投げるのには、どの位の力が必要なのだということを、経験の中に蓄積しているのですね。
　次にその動きのプログラムをした後、中枢神経系からの命令が末梢神経系を通じて、からだ全体の筋肉に伝えられます。中枢神経系によって作成された動きのプログラムを運動神経を通して、身体の隅々に伝達をして筋肉が収縮し出力されます。
　その結果、マンモスめがけてヤリが投げられるのです。
　人間の身体がすごいのは、筋肉は1つではなく、多くの筋肉が同時に作用しているということです。骨格筋は全身で400種類くらいあります。その中の必

要なものを選択した上で、全身の筋肉が同時に運動しているのです。

　中枢神経系はプログラムをするところなので、脳の部分などですが、末梢神経系はいくつかの経路に分かれます。

　末梢神経系には、2つのシステムがあり自分自身が意識する情報を扱う体性神経系と意識することのない自律神経系に分類されます。

　マンモスを倒すのは、末梢神経系の体性神経系における感覚神経から、中枢神経系へ情報を流し、中枢でプログラムされた動きの命令を運動神経で出力したということです。

　体性神経系は、感覚神経と運動神経に分かれます。感覚神経は自分の身体で感じている情報を中枢に送る経路です。この経路の方向を求心性経路といいます。その逆の方向で、中枢から末梢の方向に作用するのが運動神経です。この経路の方向は遠心性経路といいます。

　自律神経系は、交感神経と副交感神経に分かれていて、内臓諸器官などの、主として意識できない身体機能の働きを調整しています。自律神経は、交感神経と副交感神経に大別されます。それぞれの機能としては、相反する働きによって生命現象の生理的な営みを支配しています。多くの場合が相反する働きですが、涙腺のように共に分泌という同様の反応を示すものもあります。

　一般的に、交感神経は人を興奮させる方へ導きます。それに対して副交感神経は人を弛緩、つまりリラックスする方向へ導きます。

　これら自律神経系の交感神経と副交感神経の作用は、個体の生命維持に大きく関わっています。当然、動物にも見られる反応です。

表7-1　自律神経機能

種類	交感神経	副交感神経
瞳　　孔	散大	縮小
涙　　腺	分泌	分泌
血　　管	収縮	拡張
心臓拍動	促進	抑制
消化管運動	抑制	促進
消化腺分泌	抑制	促進
呼吸運動	促進	抑制

アメリカの生理学者キャノン（Cannon WB, 1871-1945）は、緊急の状態が生じると、状況に対応して準備態勢を整えようとする機能があり、外部の脅威にさらされると、立ち向かったり逃げ出したりする体制を整えるメカニズムを明らかにしました。このことは闘争──逃避モデル：fight or flight modelと呼ばれています。

　また、ホメオスタシスという言葉を作ったのもこのキャノンです。

　キャノンはネコにイヌを近づける実験をしています。つまり、ネコに緊急の状態を体験させているのです。その状況下でネコの体には、様々な反応が生じました。

　瞳孔散大、唾液分泌の減少、消化活動の停止、心拍の増加、心拍出量の増加、血圧の上昇、筋肉への血流増加、血糖の上昇、赤血球の増加、血小板の増加、呼吸活動の促進、手のひらや足裏の発汗などがあります。

　瞳孔散大は敵を良くみるため。唾液分泌の減少と消化活動の停止は筋や脳以外には血流を制限するため。心拍の増加、心拍出量の増加、血圧の上昇、筋肉への血流増加、血糖の上昇、赤血球の増加、呼吸活動の促進は筋肉への酸素供給のためです。血小板の増加は出血の際に止血するため。手のひらや足裏の発汗は滑るのを防ぐといった効果があります。一つひとつにはそれぞれ意味があるのです。

　このような緊急の状態はストレス反応を示している状態で、ずっと心が高ぶって、交感神経系が興奮した状態です。ずっとこの状態が続くと身体にかなりの負担を掛けてしまいますので、この興奮を抑える働きをするのが、副交感神経系です。車にたとえると交感神経系はアクセル、副交感神経系はブレーキといったところでしょうか。このような神経系の働きが人間の動きに関与しています。神経系の働きは、動物としての動きも含めて、すべての運動、動きをコントロールしているのです。

　さて、ヒトが動くとはどういうことなのでしょう。それには、物理学的定義と生理学的定義があります。物理学的意味としては、時間とともに物体の空間的位置が変わることです。運動の生理学的意味としては、安静でない状態を示し、骨格筋が活動している状態です。すなわち、生理学的意味の動きが生じることの結果として、物理的意味の動きが生じるわけです。これらの動き、身体

運動は生活の基本であり、生活は身体運動そのものです。すなわち、身体運動を伴わない生活は成り立たないといえます。筋肉を収縮させて生活することが人間の生活なのです。

さて、私たちは、この現代社会を当たり前の生活環境としてとらえています。そして、それが自然の姿であると信じている訳です。しかしながら、我々の数百万年にわたる人類の歴史において、ほとんどが狩猟採集民としての生活であり、野生動物と同様の自然と共生する生活をしていました。

猿人が我々の祖先とすると、サヘラントロプス・チャデンシスが700万年前ということになりますし、原人である場合は、ホモ・エレクトスが150万年前です。旧人類のホモサピエンス・ネアンデルターレンシスでも20万年前にさかのぼります。新人類のホモサピエンス・サピエンスでも4万年前になるのです。

既に、20万年前のホモサピエンス・ネアンデルターレンシスの時には、私達とほぼ同じ身体形状を持っていたのです。

　　ハビタット：生息地域

ハビタットというのは、生息地域というような意味です。私たちの生活は、本来、生き物としてのヒトの生活が根底にありました。つまり、野生動物と同様の自然と共生する生活であったのです。これを第1ハビタットといいます。

その後、農耕・牧畜によって食糧生産が始められた約1万年前から、自然体系を人為的に加工した生活をするようになり、人間らしい生活が営まれるようになりました。これが第2ハビタットです。

さらに、現代社会はその段階にとどまらず、自然界から材料や要素のみを求め、人為的・人工的環境下での、ヒトとしては不自然な生活を過ごすようになりました。これを第3ハビタットといいます。この段階こそが私たちの現代生活であり、人間の特徴でもあるのです。

ここで何が問題になるかというと、変化の速度の違いです。簡単にいってしまえば、生物的進化は遅いが物質文明の進歩は速いのです。問題点はこのアンバランスです。そう簡単には遺伝子的な変化は生じないので、現代人は生物学的進化と文明的進歩の不均衡の上に生活していると考えられます。

本来動くはずの身体を持つ人間が、動く必要のない社会を作っているのです。

自己家畜化現象

自己家畜化現象とは、「ヒトの身体は、狩猟採集民としての生活に適するように進化し、その機能を維持しているにもかかわらず、文明という人為的・人工的な環境下での不自然な生活を、自らに課している」という状況のことを示す人類学的表現です。

例えば、飼育された類人猿の状態には多くの変化がみられます。そのうちの1つに肥満があります。野生のゴリラやオランウータンでは肥満はみられませんが、動物園では肥満になっています。これは家畜のブタにおける肥満化と同じです。問題は肥満だけにとどまらず、檻の中の動物には様々な問題が指摘されています。家畜の例では、ブタが長時間柵を噛む、あるいは食欲がないのに噛む行動をする。ウシも柵噛みや舌遊びをするなどが知られています。ブタは尾をかじりますし、ニワトリは共食いをします。これらの報告をまとめた動物学者は、「大型化・肥満、長寿化、養育の拙さ、性成熟の加速化と性的異常、成人病の増加」を特徴としてあげ、現代人の特徴や問題との類似性を指摘しています。

人間が動物をペットとして変えてきました。オオカミを犬に、イノシシを豚にしてきたのです。これは動物捕獲人としての人間の側面です。そして、人間は自らを家畜同様に変えようとしています。

動物行動学者のモリスは『人間動物園』の中で

> 「人間という動物は、動物捕獲人によってではなく、自らの輝かしい大脳の働きによって罠に掛かり、自らを巨大で不安定な動物園に閉じ込め、その圧力のもとで挫折する不断の危険にさらされている（p.6）」

と評しています。この挫折こそが、生活習慣病、運動不足病、ストレス問題として現れているのです。

人間は便利さ、快適さ、豊かさを追い求め、文化・文明を発達させてきたとはいえ、それはヒトにとっては「不自然さ」の追求であり、いかに生活が変化

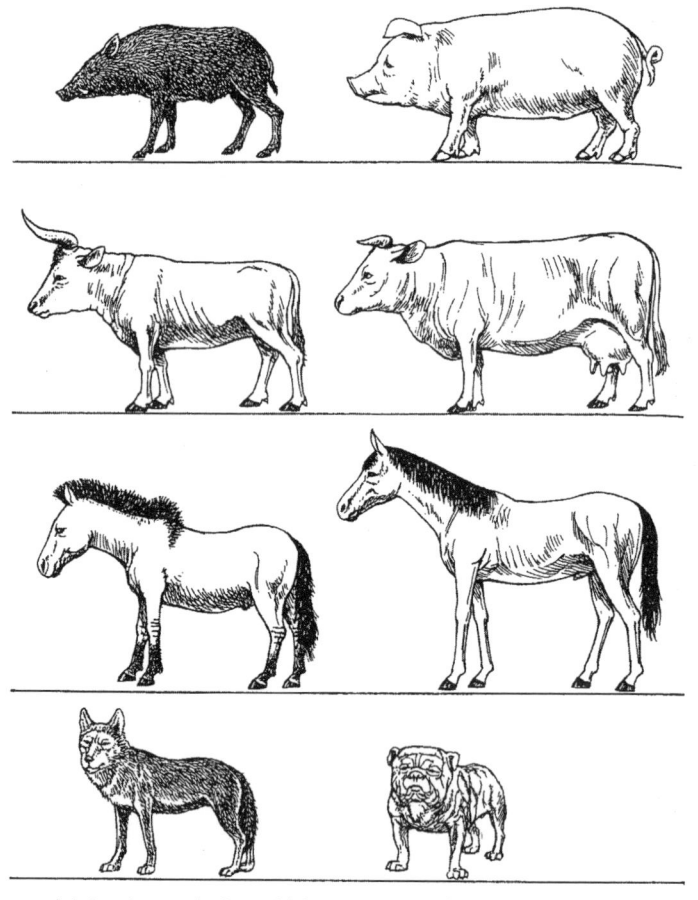

上から、イノシシとブタ、野牛とウシ、ノウマと家畜ウマ、オオカミとイヌ。

図7-4　家畜化による形態の変化
（Palmer 1957, Groves 1974, 西田周作 1974, Lorenz 1965による）

したとしても、生物学的には狩猟採集民であるヒトのままであることを自覚することが、健康問題を扱う上で重要になるでしょう。

　なぜ利便性の高い生活が不自然なのでしょう。

　ヒトの身体は狩猟採集民としての身体の構造となっています。しかし、利便性の高まりは狩猟採集民として機能する身体から身体活動を奪ってしまった。本来の機能を生かせない生活になっているというわけです。今の生活が普通で

あると信じ込んでいる私たちには、モリスのいう「自らの輝かしい大脳の働きによって罠にかかり、自らを巨大で不安定な動物園に閉じ込め」という実感はありません。

　果たして、私たちは本当に家畜なのでしょうか。皆さんはどう思いますか。

【参考文献】

総務省統計局・政策統括官(統計基準担当)・統計研修所、日本統計年鑑、第2章人口・世帯、2-1人口の推移、http://www.stat.go.jp/data/nenkan/02.htm

総務省統計局・政策統括官(統計基準担当)・統計研修所、日本統計年鑑、第12章運輸、12-5車種別自動車保有車数、http://www.stat.go.jp/data/nenkan/12.htm

総務省統計局・政策統括官(統計基準担当)・統計研修所、世界の統計、第8章運輸8-2自動車保有台数、http://www.stat.go.jp/data/sekai/08.htm#h8-02

国土交通省、自動車検査登録協会ホームページ、制度4その他、交通環境の比較、http://www.mlit.go.jp/jidosha/kensatoroku/shogaikoku/syo04_1.htm

デズモンド・モリス、矢島剛一訳『人間動物園』東京、新潮選書、1970

九州大学健康科学センター編『新版:健康と運動の科学』東京、大修館書店、1998

小原秀雄『現代ホモ・サピエンスの変貌』東京、朝日選書、2000

いのちをいただく

　「食べる」ということを考えてみましょう。日本人は贅沢な食事をしているといわれるそうです。高価な物を食べているというわけではありません。エネルギーコストを使っているという話です。

　フードマイレージという言葉を聞いたことがありますか。これは食物の輸送量に運搬距離を掛け合わせた数字で、食品が消費者に届くまでどれだけの輸送エネルギーが使われているかを示す指標です。そのため単位もトン・キロメートル（t・km）と表します。この数字が大きければ大きいほど、食の贅沢のために地球環境に大きな負荷をかけていることになります。

　農林水産省の試算によりますと、日本のフードマイレージは2001年時点で約9,000億t・kmとなっており、世界最大です。島国なので輸送距離がかさむということは考えられるでしょうが、お隣の韓国の2.8倍。そして世界で最も裕福な国アメリカの3倍にもなるのです。

　さて、日本人が１日あたり、どの程度エネルギーを摂取しているかというと、総務省統計局の報告によると1,930kcalだそうです。もちろん平均的な値ですので、個人差はあります。

　その一方で、食べ残しがどのくらいかというと700kcalあるとの報告が農林水産省からなされています。これは、2004年の秋に農水省の職員が、全国11の大都市の食堂・レストランにはかりを持ち込み、サラリーマン・OLの昼食5,000食以上についての食べ残しを調査した結果です。１日の摂取カロリーが1,902kcalあります。それに対して食べ残しが700kcalある訳です。単純に両者を足し合わせると、食事として出される量が分かります。出されている食事の量は2,602kcalになるのです。すると、日本の国民の食事において26.9％は残飯ということになります。カロリーを基にすると、食料の４分の１以上が残飯になっているのです。日本の食料自給率は先進国で最低の約40％ですが、廃棄した食料を除いて消費者が実際に食べた分だけを計算に用いると、食料自給率は56％に跳ね上がります。

　この国内の１年間に食べ残された食品の金額は11兆円に達するとの政府試算もあります。１兆は、数字の後ろに12個０が付いている数字ですので、11兆円というのは途方もない数字です。これを１日あたりに計算すると、約301億円です。さらに１時間あたりに計算すると12億5,000万円程度になり、分あたりでは2,090万円となり、秒あたりに計算し直します。すると、日本人は１秒あたり34万8,808円残飯として捨てていることになります。

　１日あたり約300億円なので、235億円のステルス戦闘機が毎日１台ずつ買えるのです。また、ボーイング787という新しい航空機は200億円ぐらいだとか。

それに対して、発展途上国の学校給食は1食10円から20円です。日本人はちょっと考え直したほうが良いのではないでしょうか。

ところで、皆さんは牛肉がどこから来るのかを知っているでしょうか。牛は牧場にいます。豚は養豚場にいます。その通りです。魚は漁師さんが捕ってきた魚を市場でセリにかけて流通されます。でも、牛や豚が牧場から連れてこられ、スーパーの店頭に並ぶまで何がおきているのかを私たちは本当に知っているでしょうか。それは「いのちをいただいている」という過程です。

日本人が1年間に食べる食肉の量は約299万トンです。これは2004年の食肉通信社の報告です。頭数になおしますと、牛は127万頭、豚は1618万頭だそうです。鶏に至っては重量が軽いので、数字が出されていませんでした。現在の日本人はこれだけの肉を1年間に消費しているのです。つまり、その分の「いのち」をいただいているのです。

右の写真はネパールの市場の様子です。山羊を解体しているところです。男性はナタをもって、山羊の身体を都合の良い大きさに切り分けています。日常の中に食肉が命であることを実感できるシーンが存在しています。

ところが日本ではどうでしょう。私たちは、下の写真の中のパックを見て「牛肉」「豚肉」であることは知っています。しかしながら、元々の命というものの存在を忘れがちです。私たちの日常の中で、自らの手で他の生き物の命を奪い、食肉として加工することはほぼ無くなりました。むしろ、隠されている場面かも知れません。それゆえに私たちの意識の中で、「いのちをいただいている」という意識が薄れているのです。肉が命であることを、しっかりと心にとどめておく必要があります。

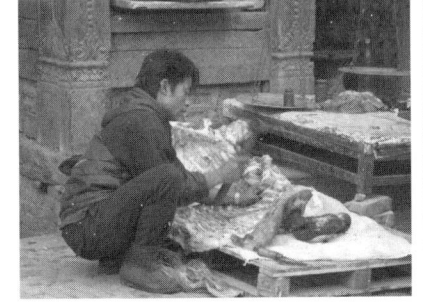

生きるために直接、動物の命を絶っていた時代、人間はそれを理解していたからこそ、今よりはるかに真摯な態度で他の命に接していたのです。犠牲にした命は徹底的に利用し尽くしたのです。

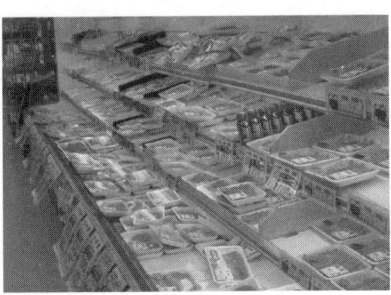

ものを食べるということは、「いのちをいただいている」ことです。現在の日本人は、環境に負荷をかけて残飯を出している存在です。私たちにできることは何でしょう。

食べるということを、今一度考えるべきではないでしょうか。

第8章

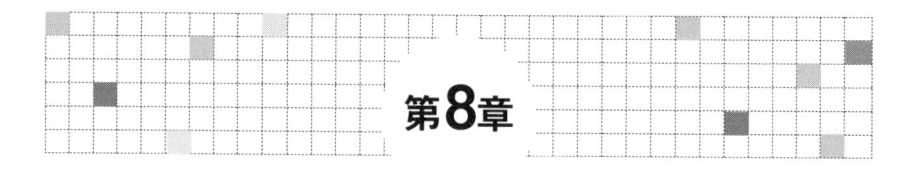

サルとヒト

　ここでは、サルとヒトとの身体機能の違いについて話を進めます。

　2008年のことですが、大阪堺市の公園でサルの肥満が話題になりました。

　太り過ぎて地面に付くほど垂れ下がった腹を持つサルたちが、大阪堺市の公園にいます。このアカゲザルたちは肥満が進み、2007年6月以来、餌の量を1日当たり10kgから2kgに減らして、ダイエットに取り組んでいます。

　自然界の動物は餌を与えられたりすることはないので、肥満になることはないのですが、人為的環境下では不自然な状態になってしまいます。いわゆる家畜です。

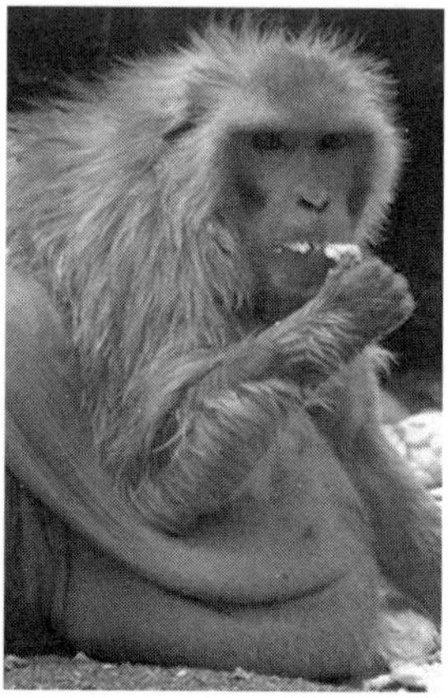

　私たちの身体は、生物学的には狩猟採集民のままであり、動物園で飼われている動物や家畜が病気に冒されているのと同様に、ヒトも肥満などの悪しき状況が見られるようになっています。野生の動物は肥満などにはなりません。人間だって狩猟採集民の生活をしていれば、健康を害することは少なかったのかもしれません。しかしながら、私たちが野生の生活に戻ることはできません。私たちが、家畜のようにオリの中で餌を与えられるような生活をしていることで、肥満などの状況を

写真8-1

引き起こしています。
　いわゆる「自己家畜化現象」。人間も自己を家畜化させているのではないかという話をしました。生き物のサルとヒトを比較するまえに、人間が動かなくなるとどうなってしまうのかを考えてみましょう。

635と5.9

　さて、「635」「5.9」何の数字でしょう。答えは体重です。肥満体重の世界記録は185cmの男性、ジーン・ミノックさんで635kgです。女性の世界記録はロザリー・ブラッドフォードさんの544kgです。それでは、もっとも軽い人はどの位でしょうか。体重が最も軽い人は5.9kgで身長は67cm（下垂体性小人症）の患者さんです。
　同じ人間でも体重では100倍も異なることがあるのです。人の平均体重を60〜70kgと考えても、10倍にもなります。
　2008年5月13日のロイター通信には、かつて「世界一の肥満男性」だったメキシコのマニュエル・ウリベさんが、これまでに235kgの減量し、「世界一の減量」という別の記録を達成しようとしているという報道がありました。
　ウリベさんは米国でコンピューター技師として働いていた1990年代、ピザやハンバーガーなどジャンクフードを食べ続け、メキシコに帰国した後に最終的に約560kgにまで太ってしまい、2008年版ギネス・ワールド・レコーズの「世界一重い男性」として掲載されました。

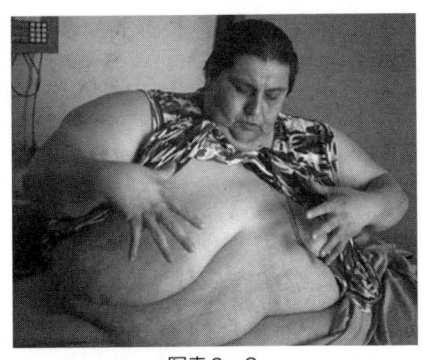

写真8-2

　このように人間は際限なく太れるようです。
　以前、ネット依存症の人たちのことをテレビでやっていました。その方は1年前に仕事をやめて、どっぷりとバーチャルな世界に入り込んでしまいました。外出することはまったくありません。もともと体重は100kgと恰幅の良い方だったのです

が、現在は150kgになってしまったとのことです。

　人間の身体は、筋肉で体重を増やそうとする場合は、約100kgが限界といわれています。それ以上の体重の増加は、ほぼ体脂肪によるものです。アメリカンフットボールの選手なども、大体100kgくらいです。先ほどの人はどういうことかというと、おそらく筋肉量は増えておらず、体重が増えているのですから、150kgになった人は、50kg以上のおもりを背負って生活しているのです。動きたくなくなるわけです。男性の場合は特に腹部に脂肪がつきますので、まさにおもりがぶら下がっている状態です。

　　現代の野生児

　私たちが世の中をどんどん便利にしていって、まったく動かなくても良い世界をつくったとしましょう。人間はどうなっていくのでしょうか。
　ジーニー、現代の「野生児」の精神言語学的研究と題された本が1977年にアメリカで出版され、13年間にわたり監禁し、身体活動をさせなかった場合の事例が報告されています。
　ジーニーは異常な性格である父親の子として生まれ、妊娠満期に帝王切開で誕生しました。血液型が不適合だったため、生後１日目に全血交換をし、その後に先天性股関節脱臼と急性肺炎の治療を受けています。ジーニーは精神発達の遅滞が疑われましたが、１歳の時の体重は７kg（平成21年日本人１歳女児の平均は10.0kg）と記録されています。このように１歳８カ月までは普通に養育され、座ることや、やや遅れて歩くこともできたようでした。
　ちなみに、一般的な赤ちゃんにおいては、７カ月でおすわり、８〜９カ月で這い、10カ月で立ち、11カ月でひとり立ち、つかまり歩き、そして12カ月でひとり歩きができるようになるというのが、一般的な発育発達の傾向です。
　ところがジーニーの場合、１歳８カ月から監禁状態におかれてしまいます。監禁された場所は小さな子供部屋で、裸の状態で幼児用の椅子に縛り付けられたため、動かせるのは手足の指だけでした。夜は寝袋に入れられるか、大半は縛られてベビーベッドに入れられました。父親が家族に大声を出すことを禁じたため、ジーニーは人の話す声が聞けず、聞こえるのは便所の音、飛行機の音

などであり、声は出させてもらえなかったのです。目に映る物は監禁された部屋のベビーベッド、椅子、窓だけです。1日3回の主たる食事はベビー食品で、時々ゆで卵が与えられましたが、父親は咬むことを許さず口の中に押し込みました。

このような監禁状態が13歳半までの11年と10カ月の間続きました。1970年、ジーニーの保護された時の記録では、体重26.6kg、身長127cm（平成21年学校保健統計調査、日本人の13歳女児の平均値は47.3kg、154.9cm）だったといいます。極度の栄養不足で即時入院となりました。この時、ジーニーは立つことも腕や脚を伸ばすこともできず、うまく歩けない状態でした。咬み方もまったく知らず、大小便、よだれ、唾液は垂れ流しの状態です。また、裸で暮らしていたため、暑さ寒さに反応せずに、3mまでしか見えない近視であったといいます。

この話が極端な例であると感じている人は多いと思います。しかし、まったく自分の部屋から出ることがない毎日を過ごしている人がいることも確かです。人間が生きるための刺激を捨ててしまうことが起こり得ないと、誰が断言できるでしょうか。人間は運動の刺激があるからこそ、人間らしさを保っていけるのだという実例です。

サルとチンパンジー

ヒトとサルが昔は同じ生き物であったということは、多くの人が知っていることです。それではチンパンジーはどうでしょうか。チンパンジーが大きなサルであると思っている人は、多いのではないでしょうか。

サルの仲間には霊長類の約200種が含まれます。ちなみに、このサルとチンパンジーの違いは、尻尾が有るか無いかで判別できます。サルはモンキー（monkey）、チンパンジーはエイプ（ape）です。ヒトは尻尾がないので、エイプに近いということです。

サルとヒトの共通祖先がいます。それがヒトの系統とサルの系統に分かれました。その分かれたあとにサルの共通祖先の中から色々なサルが生まれてきました。チンパンジーやゴリラやオランウータンなどです。このように考えるの

が、姿形として納得のいく流れなのかも知れません。残念ながら、この解釈は間違いです。

正しい解釈は、サルとヒトの共通祖先から、ヒトの系統とサルの系統に分かれたのち、長い期間、チンパンジーとヒトは同じ共通の生き物だったのです。

このことは、化石資料や、ゲノム科学から割り出された進化の過程です。

人やチンパンジーの流れをくむ生き物は、「ホミノイド」といわれます。いわゆる「エイプ」ですね。そして、ニホンザルなどの系統は「モンキー」です。尻尾のあるサルの仲間です。

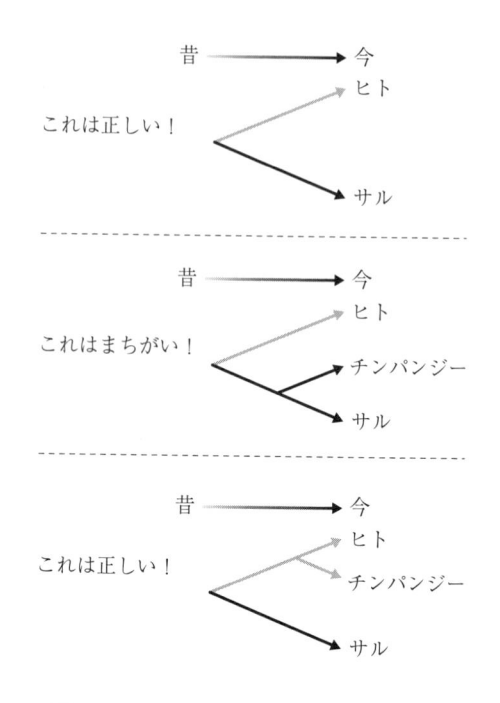

図8-1　ヒトとチンパンジーとニホンザルの系統関係（松沢, 2002）

類人猿からいつヒトの系統が出現したのかは明らかではありません。かつては、ヒトの系統は「猿人類」「原人類」「旧人類」「新人類」の順に進化したとされてきました。しかしながら、現在はそれぞれが入り組んだものとして考えられているようです。ここでも、ミトコンドリアDNAの分析によって種の近さが分析されています。

ミトコンドリアとは細胞の中における酸素呼吸の場ですが、ミトコンドリアDNAは、核DNAと別の遺伝情報をもっています。母から子に受け継がれる性質を利用して、人間では家系の調査などにも使われます。

現段階で最古の猿人は、2001年アフリカのチャドで発見された約700万年前のサヘラントロプス・チャデンシスとされています。

発見された頭蓋骨の形状から脳容積は約350ccと小さく、チンパンジーと同

表8-1　人類の歴史

名　称	万年前	種別	脳重量(cc)
サヘラントロプス・チャデンシス	700	猿　人	350
オーロリン・ツーゲネンシス	600	猿　人	
アルディピテクス・ラミダス・ガダバ	580〜520	猿　人	
アウストラロピテクス(ラミダス猿人)	440〜100	猿　人	520
アウストラロピテクス・ガルヒ	250	猿　人	450
ホモ・ハビリス	200〜100	中　間	700
ホモ・エレクトス(ジャワ原人・北京原人)	150〜10	原　人	950
ホモサピエンス・ネアンデルターレンシス	20〜3	旧人類	1,470
ホモサピエンス・サピエンス	4〜現代	新人類	1,300〜1,500

程度ですが、骨格の形状から、直立二足歩行をしていたと考えられています。

　ちなみに現在では、同時代に複数の人類種がいたことがわかっているので、原人や旧人類という言葉は使われなくなっています。

　250万年前のアウストラロピテクス・ガルヒは、石器を使って動物の舌や骨髄を食べていたようです。アウストラロピテクスに続いて現れたのが、200〜100万年前にいた「類人猿」と「原人類」の中間に位置するホモ・ハビリス（能力のあるヒトの意）です。このホモ・ハビリスはヒト属であり、最大寿命も50年と長くなっています。その次に、北京原人（シナントロプス）やジャワ原人（ピテカントロプス）が出現しています。これらの「原人類」は、ホモ・エレクトス（直立人の意）と呼ばれ、すでに火を用い、ある程度の社会を構成し、最大寿命も60年と考えられています。次が、20〜3万年前に現れた「旧人類」であるネアンデルタール人です。この「旧人類」は形態学的にも新人類とほとんど変わらず、文化や精神活動も同様であることが示されています。

　このように我々人類は、気の遠くなるような時間的経過を経て、進化を重ね、現在の身体構造を獲得している訳です。今から20〜3万年前に出現した「旧人類」であるネアンデルタール人以降、我々の身体はほとんど変わっていないのです。

二足歩行への適応

　サルとヒトとの違いは、ヒトの発達した大脳とそれに伴う文化にあることは明確です。その上、ヒトとサルの身体構造も異なっています。その最も大きな違いは、ヒトが二本足で立ち、身体を移動させることを基本としていることです。

　図8-2は、類人猿のナックルウォーキングとヒトの直立二足歩行を比較したものです。

　大きな違いは、頭部が身体の重心線上に位置することと、頸椎と頭蓋骨の接続の角度が異なることの2つです。この重心線が頭まで突き刺すように伸びているおかげで、ヒトは立っているときでも、寝転んでいるときよりも7％余計にエネルギーを使うだけです。

　参考までに、身体の分節重量比を申し上げますと、頭部・頸部7.9％、体幹56.5％、上腕2.7％、前腕1.5％、手部0.6％、大腿9.7％、下腿4.5％、足部1.4％となっています。人間の頭というのは結構重たい物なのです。

　なぜ、二足歩行が生まれたのでしょう。考えられることはいくつかあります。食物環境の劣化によって、食物摂取のために広範囲の領域をエネルギー効率よ

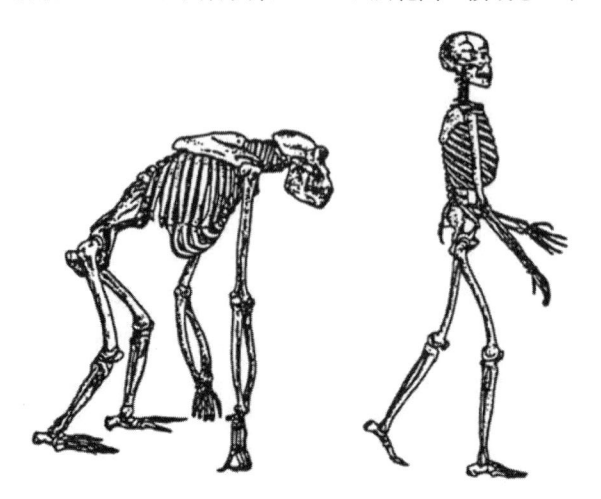

図8-2　ナックルウォーキングと直立二足歩行（Napier, 1967）

く移動する必要が生じたためであるともいわれています。また、食物の摂取のために安全な場所まで運搬する必要が生じたためともいわれています。これらのことは、手と足の完全分業を意味するものであり、それによって人間の社会形成の大きな要因になっています。

人類進化における重要な出来事として、樹上から降りて地上性を獲得したことがあります。そのため、手と足は完全に分業され、手で物をつかむ、そして、足は歩くためだけに使われるようになったのです。この分業によって、効率の良い移動が可能となり、二足歩行が成立したのです。また、手が使えるようになったことは、末梢からの感覚を大脳にフィードバックし、大脳化が進行する要因になりました。その結果、人間特有の文明の発達がみられたというわけです。

つまり、二足歩行の成立によって獲得された人の特徴として、大脳と知能の発達、言語能力の発達、器用な手の発達、道具の使用や製作があげられるのです。

図8-3は右から左に移るに従って、年代が新しくなっています。

直立姿勢の変化としては、類人猿でほぼ完成をみせているものの、クロマニヨン人などの新人類で、脳頭蓋が高く、丸みを帯び、咀嚼器などの顔面頭蓋が

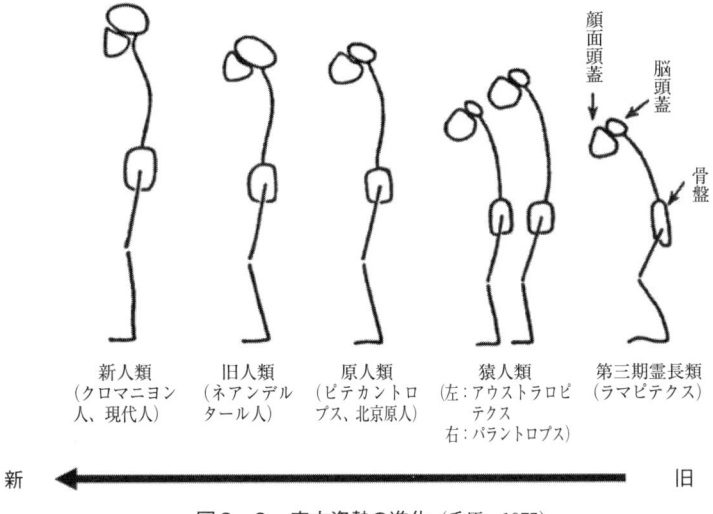

図8-3 直立姿勢の進化 (香原, 1975)

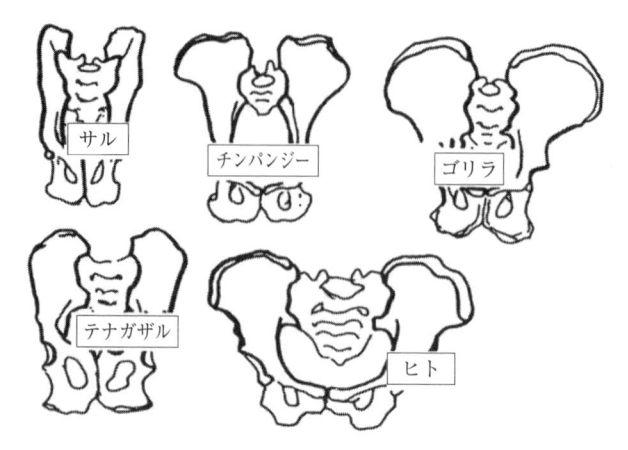

図8-4　霊長類の骨盤の比較（水野, 1984）

退縮して、直立姿勢が完成しています。また直立姿勢が進化するにつれて骨盤は横に幅広くなっています。

　図8-4を見ると、人の骨盤が横に広がっていることがわかります。なぜ骨盤を横に広くしているのかといいますと、面積が広くなっている分だけ、筋肉の付着部位面積が大きいということです。身体の大きなゴリラでも、ヒトに比べると縦に対する横幅の比率が小さく、立つことに対応していないことがわかります。

　このようにヒトの大きな骨盤は、上半身の重量を支える中心であり、立ち歩くために発達させた筋肉を付着させるために広い面積が必要なのです。

　図8-5のように、チンパンジーとヒトの脊柱を比較してみると、チンパンジーが真っ直ぐな脊

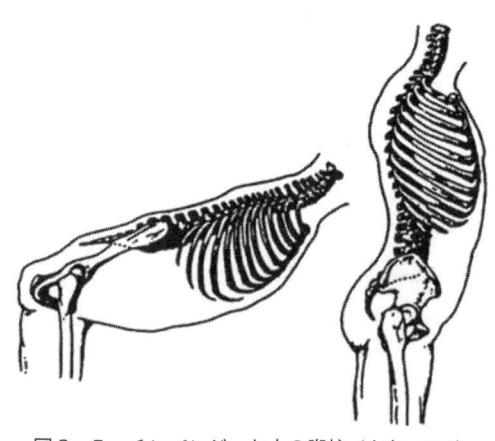

図8-5　チンパンジーと人の脊柱（小宮、1999）

第8章 サルとヒト　119

柱であるのに対して、ヒトはS字状の形をなし、煙突のように下部に行くに従って太く丈夫な作りになっています。この脊柱のS字状の形態は垂直方向への衝撃を脳に伝えないようにする有効な形態です。また胸椎の部分が背中の方に湾曲しているのは、臓器を体内に納めるためのスペースの確保に一役買っています。

さて、他の動物と直立姿勢を比較したものが図8-6です。ヒトの直立姿勢は股関節と膝関節が180度に伸び、その上に胴が垂直に立ち、重心線が股関節と膝関節を通るため、重心が安定して二足歩行を保つエネルギー消費量が非常に少ないという利点があります。チンパンジーも二足歩行をする場合がありますが、股関節と膝関節は曲がったままで、上体が斜め前に傾くため、関節が身体の重さでさらに曲がらないように支える必要が生じるのです。特にチンパンジーの場合は、O脚で立つため、両足は離れて地面についています。そのため歩行中は体重を左右に大きく移動させ、片足で交互に体重を支えなければならないため、歩行動作がぎこちないものとなるのです。

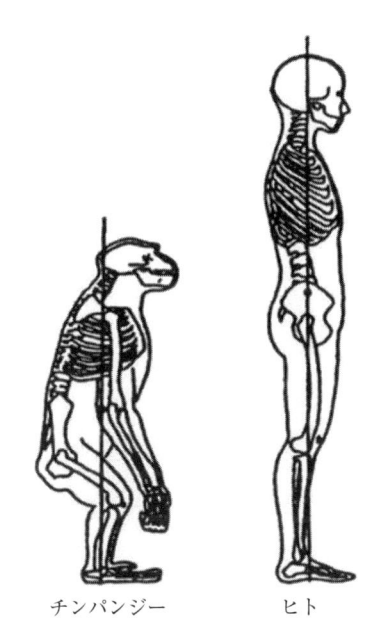

図8-6　チンパンジーとヒトの直立姿勢
（岡田ら，1983）

ヒトとニホンザルの脚部の筋肉を比較すると、ヒトが直立姿勢をとる場合、大腿と下腿の後ろ側の筋肉が働きます。下腿の筋肉では、ふくらはぎにある腓腹筋よりもヒラメ筋の方が強く働きます。このヒラメ筋が長時間の立位を可能にしています。また、歩行動作に関しては、臀部、大腿部、下腿部の筋肉が複雑に働き、特に臀部の大臀筋、大腿前面の大腿伸筋群と下腿のヒラメ筋がよく働くのです。したがって、歩行動作を円滑に行うためには、これらの筋肉の発達が不可欠ということになります。

ヒトによっては、高齢になるとサルの姿に似てくるヒトがいます。高齢期に

120

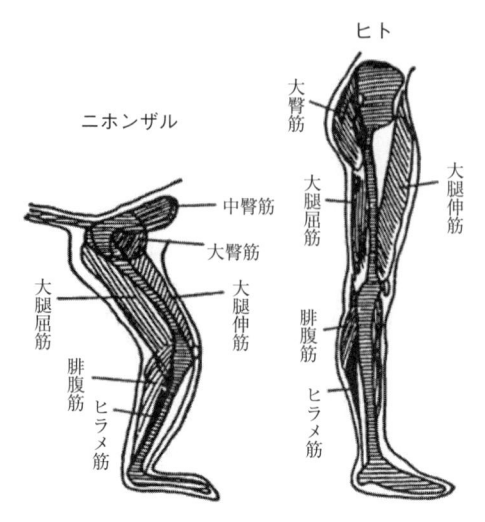

図8-7　ヒトとニホンザルの脚部の筋肉の比較（今西ら，1989）

さしかかったとき、身体の状況がどの様なものであるかは、個人差が大きく現れます。写真右の女性は、膝が曲がりサルの姿に似ています。もちろん、骨の変形、神経圧迫の影響も考える必要がありますが、体幹部の筋力低下も原因であると思われます。無重力の状態や寝たきりの状態になると自然に腰を丸くした状態になります。筋肉自体のもつ自然な身体の緊張なのでしょう。そのため、

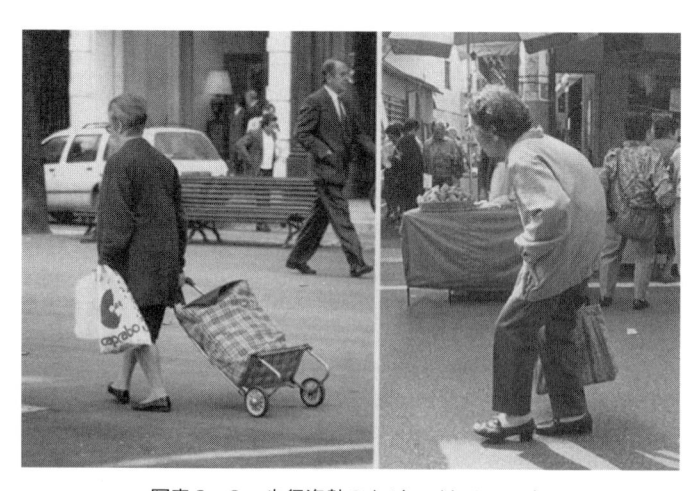

写真8-3　歩行姿勢のちがい（宮下、1992）

2歳

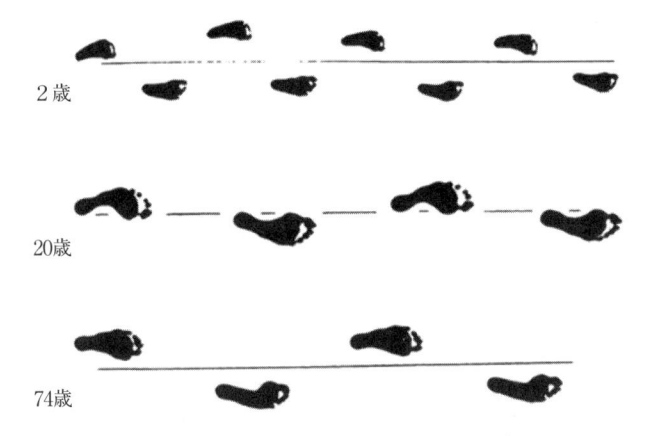

20歳

74歳

20歳の足あとは中心線に沿っているが、74歳と2歳は、おなじように中心線から離れている

図8-8　自然に歩いたときの足あとの比較（吉澤ら、1989）

体幹の筋力が低下すると自然な形に戻ると考えられるのです。

　歩行運動の足跡も、幼児と成人、そして高齢者となるにつれ変化していきます。高齢になると、幼児の足跡に近くなります。図8-8で示したように中心線を外れて移動し、サルに近い形になるのですね。

　数多くのメリットが挙げられる直立二足歩行ではありますが、一方で、構造上不可避なデメリットも存在します。二足歩行に移動形態が変化したために脳貧血、鬱血、痔、難産、ぎっくり腰、胃下垂などの障害を受けやすくなったという不利益を被っているという事実があります。人間が立位をとるようになって、脳貧血などが起きるようになりました。鬱血は、静脈の血流が妨げられて、組織に静脈血が異常に増えた状態のことです。

　例えば、動物園のキリンが、首を寝かして休んでいるとします。それは体が弱っている証拠です。キリンのように背の高い動物は確実に身体の循環に負担をかけています。重力に逆らうというのは大変なことです。

　また、日本人は特に痔になりやすい体質であるといわれています。3人に1人は痔になりやすい体質だという話もあります。肛門の血流が悪いことが原因で、重力に逆らうことによるものです。そして、ぎっくり腰は頭からの重さがすべて腰にかかるためです。

最大の問題点は難産です。二足歩行により下半身にかかる内臓の負荷を受け止めるため、骨盤がお椀型となったが、必然的に産道が狭くなり、出産（特に頭部の排出）が困難となりました。簡単に言いますと、四足歩行では内臓の重みを腹筋で支えていたのですが、二足歩行では骨盤で支えなければならなくなりました。そのため、左右に開いていた構造を閉じる必要があったのです。
　ここで挙げたデメリットは、いずれも直立姿勢をとるようになってから、重力の影響や構造上の影響によるものです。
　サルは腹筋で内臓を支えていたのに対し、ヒトは骨盤で内臓を支えなければならなくなったのです。その結果ヒトの骨盤は閉じた構造になりました。そのため、難産の原因となったのです。
　サルは自らへその緒をかみ切って出産を終えたりもします。そのくらい楽にお産ができるのです。しかしながら、人間は他者の力に依存するところが多いのです。そのため、お産はヒト史上初めての医療行為といわれています。
　骨盤を構成しているのは、寛骨（骨盤両側の羽根のような部分）と仙骨（骨盤中央の脊柱とつながっている部分）ですが、2つの骨の関節が仙腸関節です。これらを外してみると、経産婦の方には寛骨内部に溝ができます。女性の骨盤の内径は約11.5cmですが、標準的な3000gの胎児の頭は9.5cmです。出産にあたっては余裕がほとんど無いので、妊娠3カ月くらいから、卵巣ホルモン（リラキシン）が体内に放出され、関節の結びつきを緩めて、少しでも胎児が出てきやすいように骨盤が変化するのです。
　人間の身体は本当に上手くできています。そして、それもお産が大変だったからこそ、生じた仕組みなのかも知れません。

　手のはたらき

　それでは、二足歩行の最大のメリットについてですが、ヒトが二足歩行を成し遂げたことで、腕が移動運動から解放されました。そして、その手には拇指対向性が獲得されました。拇指対向性（母指対向性ともいう）とは、親指と他の四本指が向き合って物をつかむ働きのことです。
　このような働き、つまり親指を手首の方からクルリと回転させて、他の指に

近づけ、それなりの力を使って物を掴むことができるのはヒトだけです。チンパンジーたちも、このような動きを見せますが、ヒトほど上手にはできません。

なぜこのような動きが可能になっているかというと、第一中手骨という親指の骨の一番手首に近いところの部分の骨（手のひらの肉の中です）と、大菱形骨（だいりょうけいこつ）という第一中手骨と手首の接合部分の骨が活躍しています。これらの骨は馬の鞍のような形の関節になってつながっています。鞍関節といいます。この関節の形のおかげで、他の指には見られない関節の可動域を示すのです。

また、この特徴は筋肉にも現れており、母指対立筋という筋肉が大きく肥大しています。手のひらに唯一筋肉のかたまりをつくることができる筋肉です。

図8-9の大きな矢印が大菱形骨（だいりょうけいこつ）(B) です。第一中手骨 (A) という親指の骨の一番手首に近いところの部分の骨と、大菱形骨（だいりょうけいこつ）という第一中手骨と手首の接合部分の骨が活躍しています。これらの骨は馬の鞍のような形の関節になってつながっています。鞍関節といいます。この関節の形のおかげで、他の指には見られない関節の可動域を示すのです。

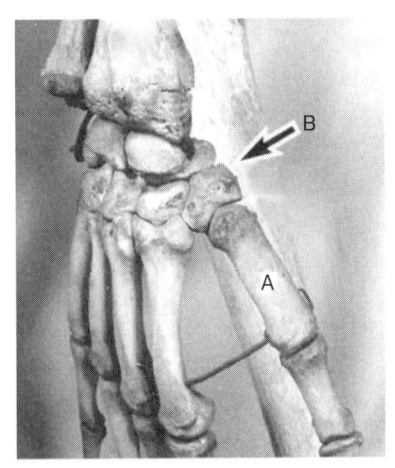

図8-9　大菱形骨

胸部と肩甲骨の位置をテナガザルとヒトで比較してみます。図8-10でわかるようにヒトはテナガザルに比べて胸が扁平になり幅広く、前後が浅くなっているのが特徴です。胸が扁平になっているため、胸部の両側にあった肩甲骨が背中の方へ移動しています。この移動によってヒトは腕の大きな可動域を獲得したのです。

テナガザルは肩甲骨が身体の横についているため、手を前方方向にしか伸ばせないのです。ところが、ヒトは背中側に肩甲骨がついているため、横に手が伸ばせます。腕を大きく振るなどの運動の範囲が広いというわけです。

このことは同時に指の器用性を高めることに一役買っています。特に、親指と他の4本指が向き合って物をつかむという拇指対向性を獲得し、大脳への

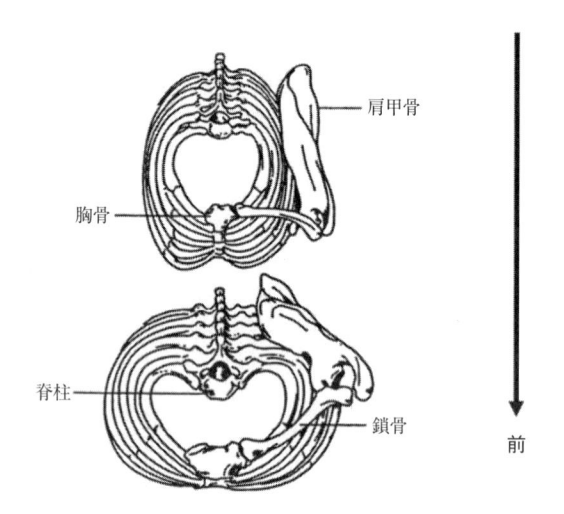

図8-10　テナガザル（上）とヒト（下）の胸と肩甲骨　(江原, 1974)

フィードバックを促し大脳化現象へつながったと考えられています。

足のはたらき

　移動のための進化が著しい動物があります。我々にも馴染みの深いウマです。昔のウマの足の指は5本別々に働いていたのです。ところがそれが、3本指になり、最終的に1本のまとまった蹄となったのです。ウマは移動のために形態を変え、指から蹄へと進化の過程をたどったのです。それは、5本の指が別々に力を発揮するよりも、一つにまとまって大きな筋肉が働いた方が効率がよいからです。反力を上手に使い、長く細い脚をもつことで速く走ることを可能にしたのです。ウマは中指だけで走っているのです。
　このように動物の身体各部は生活に都合の良い形状に変化しています。ヒトだけが進化しているのではありません。
　それではヒトの足はどのように変わったのでしょう。ヒトの足は進化の過程でヒト独特の形状となっています。その特徴としては、大きさの比率の変化と三次元のアーチ構造の獲得があげられます。
　サルからヒトへの進化の過程をたどってみると、大きさの比率の変化が進ん

第8章 サルとヒト　125

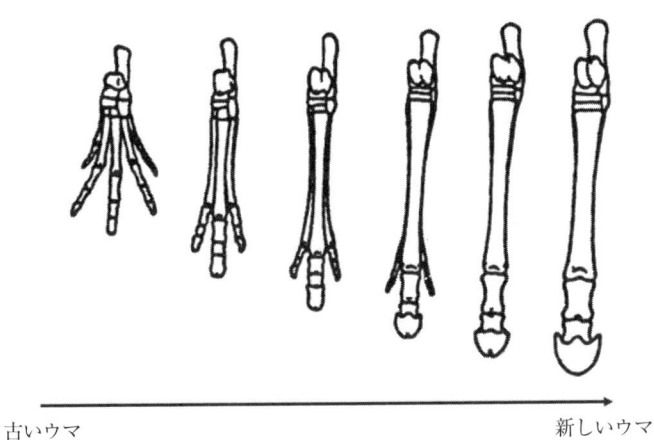

古いウマ　　　　　　　　　　　　　　　　新しいウマ

図8-11　ウマの足の進化（水野, 1984）

でいることが観察できます。どういうことかというと、全体の面積に対して、かかと、言い方はおかしいのですが、足の平が多くの割合を占めています。

　また、類人猿の足は、手と同様に親指が他の指と向き合い、物がつかめるようになっています。しかしながら、ヒトの足ではすべての指が並んで前を向いている配置になっています。この形質的変化は、ヒトが物をつかむ機能を捨てたことに他ならないわけです。足は立ち歩くためだけのものとなったのです。そして、ヒトの足は、親指だけが大きくなっています。これはヒトが歩くときにかかとから着地し、最後足の親指で地面を蹴るためです。かかとから入り、

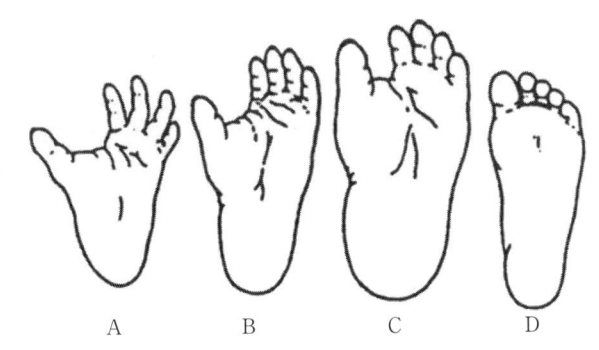

A　　　B　　　C　　　D

A：チンパンジー、B：低地ゴリラ、C：山ゴリラ、D：ヒト
図8-12　足の進化（水野, 1984）

足の外側に力がかかります。そして最後は親指で地面を蹴るのです。このような重心の変化をしながら歩いている様を「あおり歩行」といいます。

足裏全体でペタペタ歩く人は、あおり歩行ができていない人です。運動の効率が良くありませんから、疲れやすいのです。

また、ヒトの足における三次元のアーチ構造はサルにはみられません。ヒトの幼児から成人へと体重が着実に増加し、大きな重量が足にかかるにつれて形成されていくのです。このアーチ構造は、建築物にも多用されており、その強固さゆえにアーチ構造をもつ塔、橋、門などが多数あります。ヒトの足のアーチ構造も、歩いたり、走ったり、跳んだりと重心を移動する際の細やかな調節機能を果たしているわけです。

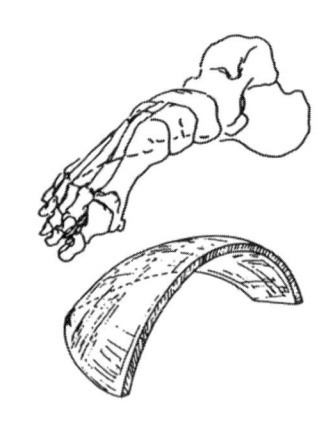

図8-13 足のアーチ構造（水野，1984）

ところで、一般的な土踏まず形成の判定法に、Hライン法というものがあります。足裏の外側2点と内側2点を結んだ交点と第2趾と踵を結んだ直線を引きます。その直線よりも内側に土踏まずが位置していれば、土踏まずの形成は良好です。

土踏まずの機能として、次の3つが上げられます。着地時の衝撃を和らげるクッションの働き。地面を蹴るバネの働き。立っている時のバランスを保つ働きです。

地面の着地時に、土踏まずは板バネのようにくぼみがつぶれ、衝撃を吸収し、次の推進力を得ています。偏平足の人が疲れるのはこの土踏まずの機能が上手く使えないことが原

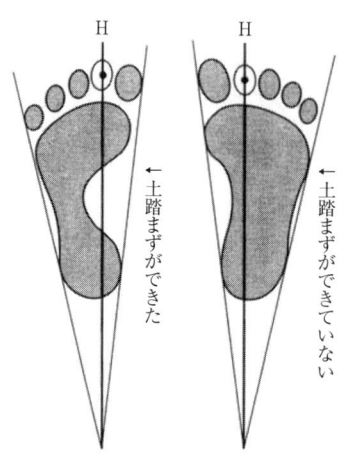

ラインの内側までくぼみができれば、土踏まずは形成されたとする。

図8-14 Hライン（野田，1998）

因です。バネをうまく使えないのです。

　また足裏は、親指の付け根、小指の付け根、かかとの３点で身体を支えるようになっています。偏平足の場合、バランスがうまく取れなくなります。

　土踏まずは、２歳くらいから形付けられ、６〜７歳で完成するともいわれています。だからこそ、幼児期の運動習慣は重要です。

　手と足のつくりは、手は27個、足は26個（手根骨８個、足根骨７個の違い）とほぼ同じ数の骨で構成されていますが、働きの上では大きく異なるものとなっています。例えば、手の親指の関節は、ペン軸のようにぐるぐる回すことができます。ところが、足の指の関節は回せません。足の裏と親指で、物を掴むこともできません。むしろ、運動を制限する性質を生かし、安定化を図っているのです。つまり、手は器用な指の運動を可能にする関節の機能をもち、足は多様な指の運動を犠牲にして、上からの重量に耐えられる関節を備えているといえます。

　ヒトの足は、安定化を図る進化のために、物を掴む機能を捨てて選択的な退化をしているともいえます。ある部分の進化はある部分の退化でもあるのです。

　ヒトの身体は、ネアンデルタール人からほとんど変化していません。つまり、我々現代人の身体は、狩猟採集民であった祖先の身体と同じであると考えてよいでしょう。私たちの身体は、歩くのに好都合になっているはずです。なぜなら、直立二足歩行は狩猟採集民の生活に都合良く適応したものだからです。ところが次第に変化してきているのです。

　現代人と縄文時代人の脛骨を比較すると、縄文当時のヒトと何が異なっているかが明確になります。現代人は脛骨が三角形であるのに対し、縄文人は菱形

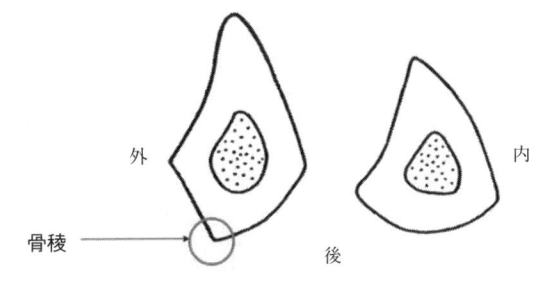

図８-15　縄文時代（左）と現代人（右）の脛骨断面（鈴木, 1985）

をなしています（図8-15）。菱形を形づけている角の部分のことを骨稜というのですが、後ろにこのような骨稜ができるということは、筋肉が付着する面積が大きいことを示しており、縄文人の下腿、特に後脛骨筋の発達が著しかったことがわかります。縄文人が狩猟採集中心の生活をしていたことは疑いようのない事実であるため、非常に活発な歩行に適した骨をもっていたことになります。

次に足裏の形に注目してみましょう。1978年に福岡市の板付遺跡で縄文晩期の水田跡から発見された足跡と現代人の足跡を比較すると、2つの大きな違いがみられます。縄文人の足は扇形であり、足の指、つまり足の前半部分が大きく、踵が小さいという特徴があります。その一方、現代人は踵が大きく、足の前半部分はさほど大きくありません。縄文人は足の強い踏み出しを伴う力強い歩行をしていたが、現代人は踵に体重の乗った反り身の緩慢な動きである可能性があるのです。

足の前半部分が広いということは、足の強い踏み出しと機敏な動作をしていたと思われます。それに比べ現代人は、踵に体重がかかった反り身の姿勢になっているのだと思われます。

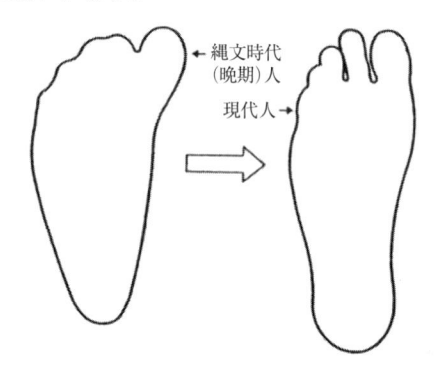

図8-16　縄文時代人（左）と現代人（右）の足型（平沢, 1988）

現代人の歩行

我々が、自分の足で行こうと判断する距離はどのくらいでしょうか。かつての日本人は、3～4kmの距離は乗り物を使わずに歩くことが当たり前であったと感じていたといいます。しかし、現在の日本人はその判断基準が500mになっているといわれています。この距離は、バス停1つか2つの距離であるため、いかに日本人が歩かないかということを物語るものです。

運動の効用として、ミルキングアクションというものがあります。これは、筋肉を動かすことによって得られる効果の一つです。

静脈血管内にある静脈弁が血流方向を制限し、筋肉の活動によって血管に圧力をかけることで血液が押し出されるという作用のことです。

心臓は高い圧力をかけて全身に血液を送っています。しかしながら、身体の末梢においてはその圧力は低くなり、心臓に戻すためには不十分な圧力になってしまいます。立位を続けると血液は重力によって下肢に滞るようになります。その血液の循環を助けるために筋肉のミルキングアクションが作用しています。このような補助的な循環作用のためにも、身体活動は不可欠なのです。

男性9,200歩、女性8,300歩。これが健康日本21（健康づくりに社会全体として支援していこうとする2000～2012年の運動のこと）の目標値です。それに対して、日本人は1日にどのくらい歩くのかということですが、健康日本21

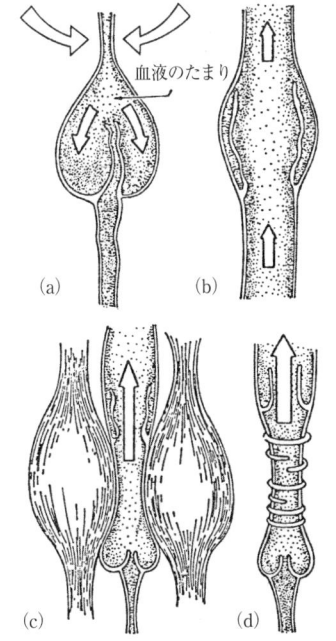

(a) 静脈弁が逆流を防ぐ、(b) 正常な流れでは弁は血流を妨げない。(c) 血液は筋肉圧により弁を通して押し出される、(d) あるいは平滑筋バンドの収縮により血液は押し出される。

図8-17　静脈血管における血液の流れ
（Elias H. ら，1966）

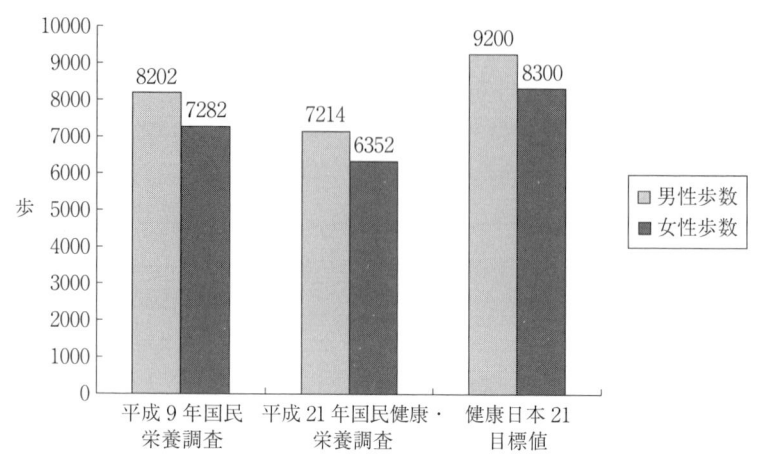

図8-18　日本人の歩数

の最終評価において日本人の平均歩数は男性で7,243歩、女性で6,431歩と報告されていました。残念ながら歩数の減少傾向は続いているようです。

ほぼ歩幅は身長－100cmですので、60〜80cm程度でしょうか。すると、7,000歩×70cm＝4,900mということになるでしょうか。多少多めに見積もっても、1日の歩行距離は5〜6km程度と推測されます。個人差はあるものの、歩行速度が80m/minであるとするなら、1時間前後の時間しか歩行していないことになるのです。

文明病

人間は便利さ、快適さ、豊かさを追い求め、文化・文明を発達させてきました。しかし、それはヒトにとっては「不自然さ」の追求であり、いかに生活が変化したとしても、生物学的には狩猟採集民であるヒトのままです。この現実を自覚することが、健康問題を扱ううえで重要になります。歩くこともままならなくなった我々は、その代用として運動やスポーツを行うようになっているのかも知れません。

さて、未開社会には少なく、文明社会に頻繁に見られる病気を文明病といい

ます。文明病は生活環境が変わり、生活様式が激変したことに起因します。自動車などによる移動手段の発達による運動不足、過密や社会生活の複雑化によるストレス、長時間労働、炭水化物・糖・脂肪中心の食事、過食、偏食、薬害、アルコールなどの中毒が文明病の原因と考えられています。

　ナウル共和国という世界で3番目に小さな国があります。南太平洋の小さな島国です。少し前までは、とても豊かな国でした。それは燐が取れたからです。ナウル共和国は渡り鳥の営巣地で、大量の渡り鳥の糞が堆積していました。そのため、燐が採掘できたのです。それで、国民1人あたりのGDPは1万ドルに跳ね上がりました。近くのトンガ王国などは2,000ドル程度ですから、とても裕福な国だったのです。そして、島にはコーラの工場ができ、コーラの生産拠点になりました。燐が発見されてから、経済は発展し、交通も整備されました。豊かになって、みんな太り始めました。ナウルの人々の摂取カロリーは1日当たり5,000〜7,000kcalです。このような食生活とは一体どういうものかというと、コーラのペットボトルをドーンとおいて、水代わりに飲むのです。あまり、勤勉な国民性ではないため、身体を動かしたり一生懸命働いたりはしません。その結果、国民の45％が糖尿病になってしまいました。このナウル共和国は、主となる産業であった燐の採掘ができなくなりました。燐の鉱石がそこをついたのです。現在経済は破綻しています。

　強調したいのは、5,000〜7,000kcal摂取の食生活によって国民の45％が糖尿病になり、短時間に生活が変化した文明病の典型例が示されていることです。

　エコノミスト2011年6月27日の記事は、ここ30年で糖尿病が増えているということを報じています。この増え方は性別や地域などにも違いがあり、1980〜2008年までの調査結果において、糖尿病がパキスタンなどでは、男性46％の増加、女性102％の増加を示していること。マーシャル諸島では成人の4分の1が糖尿病であること。アメリカでは79％も糖尿病が増えており、平均寿命を低下させていることに影響していることなどが報告されています。

　現代人、ホモ・サピエンスは4万年前に出現したのち、その形質は遺伝的には変化していません。旧人類のネアンデルタール人では20万年前にもさかのぼります。そして、長い時間をかけて二足歩行の生活に適応したのです。

　つまり、私たちの身体は、狩猟採集時代の生活スタイルに適応しているので

あって、都市社会に適応しているのではないのです。都市生活への変化はものすごく短時間で生じていることを忘れてはいけません。「私たちはナウル共和国の人々と同じ状態にならない」と誰が言えるでしょう。私たちの生活が豊かになりすぎているため、失っている人間本来の身体機能を補っていく工夫と努力が必要です。

【参考文献】
水野祥太郎『ヒトの足―この謎にみちたもの―』大阪、創元社、1984
波多野義郎・加藤敏明『奇跡の速歩健康術』東京、朝日ソノラマ、1985
東京大学教養学部保健体育研究室編『身体運動科学―保健体育講義資料 第2版』東京、東京大学出版会、1992
宮下充正『あるく―ウォーキングのすすめ―』東京、暮しの手帖社、1992
小宮秀一『からだにたまる脂肪の不思議―たまるは易くへらすは難し―』東京、不昧堂新書、1998
野田雄二『足の裏からみた体―脳と足の裏は直結している―』東京、講談社ブルーバックス、1998
小宮秀一『立たない・歩かない・日本人の健康―恐竜の末路をたどるか日本人―』東京、不昧堂新書、1999
スーザン・カーチス『ことばを知らなかった少女ジーニー―精神言語学研究の記録―』久保田競・藤永安生訳、東京、築地書館、1992
松沢哲郎『NHK人間講座、進化の隣人チンパンジー―アイとアユムと仲間たち』日本放送出版協会、2002
真山享『あなたの知らない糖尿病の話し』東京、PHP新書、2002
三井誠『人類進化の700万年』東京、講談社現代新書、2005
ロイターニュース、国内、記事「大阪の『メタボ』猿、ダイエット開始」2008年7月3日、
　　http://jp.reuters.com/article/domesticJPNews/idJPJAPAN-32563120080703
厚生労働省、平成21年国民健康・栄養調査報告
　　http://www.mhlw.go.jp/bunya/kenkou/h21-houkoku.html
e-Stat 政府統計の総合窓口、学校保健統計調査、年次統計
　　http://www.e-stat.go.jp/SG1/estat/List.do?bid=000001014
藤井司『死体入門』東京、メディアファクトリー新書、2011
The Economist online (2011) Diabetes, Sugar rush, Jun 27th

論理療法：考え方の道筋を整理する方法

　論理療法についてお話しましょう。これは、考え方の枠組みを変えることで、心の負担を軽くしようとするものです。この方法は、アメリカの臨床心理学者エリスが開発した方法で、非合理な信念を合理的な信念に変容させることで、さまざまな効果が得られるといわれています。論理療法という大げさな名称がついていますが、あくまで、考え方の道筋を整理するものであって、医療行為などではありません。

　論理療法の肝心なところは、「人間の悩みは出来事や状況に由来するものではなく、そういう出来事をどう受け取るかという受け取り方に左右される」という考え方です。

　論理療法で扱う、「非合理的信念（イラショナル）」は「〜ねばならない」とか「〜すべきである」といったmustで代表される絶対的な考え方をいいます。非論理的・絶対主義的で、現実と一致せず、健康な目標の達成を妨げるものといわれています。

　一方、「合理的信念（ラショナル）」は、「できるなら〜であるに越したことはない」といった第1希望に変わるものをもっている考え方です。現実にあっていて柔軟性と論理性があり、各自の健康な目標を達成するのに役立つことが特徴です。

　論理療法は、別名ABC理論ともいわれています。Aは、出来事（activating event）。Bは、信念、固定観念（belief）。Cは、結果（consequence）というように事象を細かく分解しています。

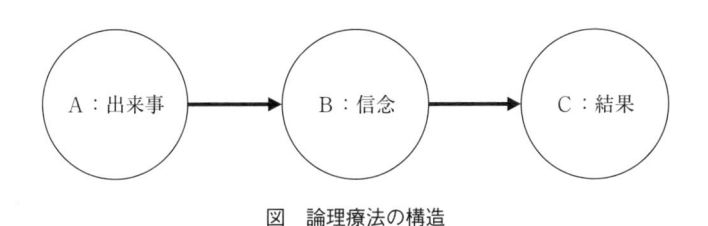

　　A：出来事　→　B：信念　→　C：結果

図　論理療法の構造

　普通は、「出来事があるから悩む」と思うはずです。しかし、論理療法においては、信念：Belief が悩みのもとであると考えます。

　例えば、皆さんが図書館で勉強していたとします。突然、ドアがバタンと閉まる大きな音がします。多くの人が嫌な気持ちになるかと思います。「A：ドアがバタンと閉まる音」→「C：不快な気持ちになる」とこのように考える人がほとんどかと思います。

　しかし、実際には「B：ドアは静かに閉めるべきである」という信念：Belief があ

るから人の心は変化しているのです。ところが、これは状況が異なると考え方は一変します。賑やかな場所では、そんなに気にならないかも知れません。

　もっと日常生活に近い事例を扱いましょう。

　あなたが、友達に「おはよう」と元気よく声をかけました。しかしながら、今日はなぜか、その友達は視線をふとそらしてしまいました。こんなことありませんか？　このようなことを体験した人は多いのではないでしょうか。「何か悪いこと言ったかなぁ」とか、いろいろと考えてしまいます。大体、そのようなことをいろいろ考える場合、ポジティブには考えません。ネガティブな方向で物事を考えてしまいがちです。でも、本当はどうなのでしょう。「何か悪いこと言ったんじゃないか」と考えるのは合理的な信念でしょうか。思い当たる節がないのであれば、そのタイミングで他の人に呼ばれた。あるいは、友達の携帯が鳴ったのだがマナーモードだったので、友達はそのことに気をとられて、私に気付かなかった。一方、私は友達の携帯が鳴ったことに気づかなかったなど。いろいろな要因があるでしょう。

　自分自身の思考が合理的であるかどうかを判断することは重要なことです。自分の信念が、役に立たない悪玉か、ちゃんとした善玉かを見極めるためには、「事実によるか」「論理性があるか」「人を幸せにするか」の３つに着目しましょう。

　論理的に考えて、自分自身に原因がないと思われるのであれば、自分を責める必要はないはずです。不安や悩みは、原因を明確にできるだけで、相当気持ちが楽になるものです。冷静な分析は心の安寧を保つ助けになります。

　この論理療法は単なる楽観主義ではありません。何でも楽観的に考えることのできる人は、物事に深く悩むことは少ないはずです。楽観的に考えることができない人こそ、深く考えて、自らの心を楽にする方法を身につける必要があるのです。「色々なことを深く考えてしまう」と悩んでいる方は多いかと思います。しかし、それは悪いことばかりではありません。「悩む能力」を持っているのです。細かく物事を考えてしまうことは、当然、その細やかな心配りが他者に対してもできるはずです。人に優しくなれるはずです。「悩む力」は能力なのです。日本では多数の自殺者が出ていますが、心根が優しい人ほど、自らを責め病んでしまいがちです。でもそれは、優しさや気配りできることの表れです。

　悩む必要のないものは悩まないようにする。皆さんもこの論理療法、活用してみませんか。

第9章

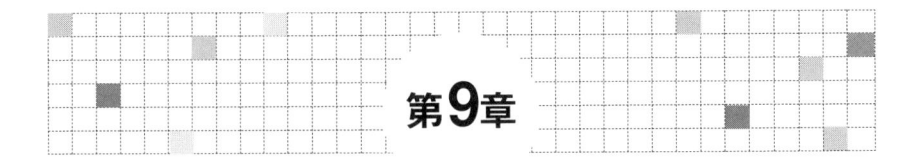

運動不足と健康障害

　かつて、成人病という名称の疾患群がありました。最近ではこれが食習慣や身体活動といった様々な生活習慣と深く関わっており、若い年齢層の患者が多くみられるようになったことから、「生活習慣病（life-style related disease）」という名称に変化しています。

　生活習慣病は「食習慣、運動習慣、休養、喫煙、飲酒等の生活習慣が、その発症・進行に関与する疾患群」と定義されています。

　これらの疾患は、生活習慣を改善することにより予防できるため、できる限り早期に認識を高め、実践することが求められます。このような生活習慣病をもたらした生活習慣の変化は、日本では昭和40年前後から顕著となっています。現在においても、様々な運動不足による弊害は社会問題を引き起こしています。その結果、健康食品やスポーツクラブなどの健康産業がもてはやされる時代となっているのです。運動不足による害によって運動に関わる産業が潤うのは何とも皮肉な話です。

　生活習慣病には特定の細菌やウイルスなどが存在しません。例えば、高血圧であるなら、食塩や動物性脂肪の過剰摂取、動物性食品の過多や不足、栄養過多や不足、ストレス、運動不足、遺伝などの多様な要素が同時に生じることが考えられます。

　生活習慣病は、食習慣や運動不足、ストレスに喫煙、多量飲酒など、日常の

生活習慣に基づくものでその発症は複雑です。また、同じ病気でも個人によってその発症の原因が異なります。したがって、生活習慣病に対しては、特定病因論が破綻し、生活習慣病を根本的に治す特効薬も存在しないのです。

メタボリックシンドローム

生活習慣病に関わるものとして知られているのが、「メタボリックシンドローム」といわれるものです。上半身肥満、高血圧、高コレステロール血症、耐糖能異常のことを指しますが、それぞれが独立しているときは病気とは見なされません。しかしながら、これらが組み合わされると大変危険な状況になります。

メタボリックシンドロームの診断基準（日本肥満学会他）ですが、ウエスト周りの値が第1の条件です。男性の場合85cm、女性の場合90cm以上に至ると、条件1に引っかかります。この基準は内臓脂肪の断面積が100cm^{2}以上に相当します。測定の際はへそ周りを、軽く息を吐いた状態で測定します。

加えて、血圧：収縮期130mmHg以上、拡張期85mmHg以上いずれか、または両方。血糖：110mg/dl以上。血中脂質：トリグリセリド値150mg/dl以上、またはHDLコレステロール40mg/dl未満のいずれか、または両方。

メタボリックシンドロームの判定基準は、男性でウエストが85cm以上の人、女性では90cm以上の人となっています。この条件を必須条件として、血圧、血糖、血中脂質のうち2つ以上の項目で基準値を超えた人を有病者、1つで基準を超えた人を予備群としています。つまり、この条件2の3項目中、2項目の規定値を超えた場合はメタボリックシンドロームと診断されます。

ところで、2007年6月17日の朝日新聞によりますと、IDF（国際糖尿病連合）は、日本人のウエスト周径囲が男性90cm、女性80cmにするべきであるとの基準を出しています。世界各国で使われている基準で、男性が女性よりも少ない値なのは日本だけなので、さらに議論されるでしょう。

メタボリックシンドロームが怖い理由は一体なんでしょう。糖尿病の発症率は約9倍になりますし、心筋梗塞、脳卒中は約3倍になります。これらが原因になっている死亡は、日本人の死因の3分の2も占めるのです。

内臓脂肪

メタボリックシンドロームといえばお腹についた脂肪ですが、この脂肪は、身体の中で何をするのでしょう。

まず、脂肪細胞はエネルギーの貯蔵庫としての役割があります。脂肪1gは7kcalのエネルギーです。ちなみに食物燃料としての脂質は9kcalの熱量です。人体の脂肪細胞の場合、20％程度水分が含まれていますので、9×0.8=7.2kcalとなるのです。

エネルギーとしての役割だけではありません。内分泌器官としても働きます。脂肪細胞は、生理活性物質の分泌をします。これは、アディポサイトカインというものです。いくつかの種類がありますが、人体に悪さをするものとして、TNF-α：動脈硬化を進める。レジスチン：インスリンが効かなくなる。PAI-1：血栓をできやすくする。このような影響があり、内臓脂肪型肥満から糖尿病、動脈硬化、心筋梗塞へと至るのです。

なぜ内臓脂肪細胞が問題となるかというと、腸間膜などに微量に存在していた脂肪前駆細胞や多能細胞（何種類かの脂肪細胞に分化する能力を持った細胞）、骨髄で作られ全身を循環する多能細胞などが増殖し、脂肪になったものが内臓脂肪だと考えられています。こうした若い脂肪細胞は、内分泌活性が高

腹部型肥満　　　　　臀部大腿型肥満

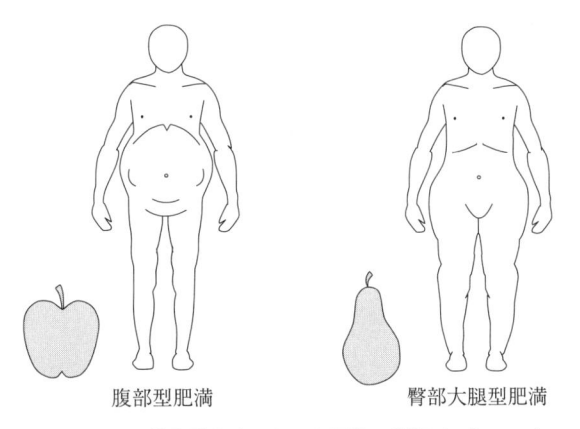

図9-1　体脂肪分布からみた肥満の分類（下方，1993）

くアディポサイトカインを多く分泌するのです。

　脂肪前駆細胞（若い細胞）は内臓脂肪に多く、脂肪前駆細胞はアディポサイトカインを多く分泌するのです。

　肥満の分類には、2種類のタイプがあります。腹部型肥満と臀部大腿型肥満です。腹部型肥満は、内臓に脂肪が蓄積している状態をさします。内臓脂肪型肥満とも言いますね。男性に腹部型肥満は多い傾向があります。一方、女性は臀部大腿型肥満、もしくは皮下脂肪型肥満の人が多いようです。

　女性は皮下脂肪のキャパシティーが大きく、メタボリックシンドロームの基準となるウエストの値が男性よりも大きい理由にもなっています。

　皮下脂肪型は女性に多く、内臓脂肪型は男性に多い傾向があります。内臓脂肪はアディポサイトカインを多く分泌していることを考えると、同じように太っても、男性はリスクが高いことになります。

　　高血圧

　まず、高血圧です。高血圧はイメージしやすいと思います。血圧とは、血液が流れる時に血管の壁にかかる圧力のことです。それがずっと高いまま続き、血管が常に強い力で押され続ければ、当然弱ってしまいます。しなやかさが失われ硬くなるうえに（動脈硬化）、血管の内側が狭くなり中性脂肪やコレステロールがたまりやすくなります。するとさらに血圧は上昇してしまいます。この繰り返しで、血管がボロボロになっていくのが高血圧です。

　例えば、ゴムホースを使って水を撒くとしましょう。水の出口を指で押さえると、ホースの内圧が高まり、遠くまで水が飛んでいきます。完全にホースの口を塞いでしまいますと、ホースがパンパンに張ってしまいます。これが高血圧の状態で、やがて血管に負担がかかり、どこかに亀裂が生じたりします。

　血液のポンプである心臓が収縮して全身に血液を送り出そうとしている時の収縮時の血圧、つまり、収縮期血圧が140mmHg以上。または、心臓が拡張して心臓の中に血液を取り入れようとしている時の拡張時の血圧、つまり、拡張期血圧が90mmHg以上の場合は、高血圧と診断されます。高血圧は自覚症状がないため、放置されがちですが、血管をいためるので脳卒中や心臓病を引き起

こす原因となります。

　糖尿病

　血糖値とは、血液中の糖の値を示したものです。一般に食物は、体内で消化吸収され血液中にブドウ糖として増加してきます。このブドウ糖は、膵臓から分泌されるインスリンの作用で栄養分として細胞の中へ取り込まれます。結果として、血液中からブドウ糖は減っていきます。このように体内では、食事によって増加した血液中の糖分を、正常へ戻す働きが存在しています。
　また、食事をしなくても、体内には肝臓はじめ脂肪などに栄養分の蓄積があり、食後数時間以後は、この栄養分を利用しています。インスリンはこういった栄養分の出し入れにも働き、血糖値を正常に保つよう作用しているのです。
　こういった一連の血糖値を正常に保つ働きを耐糖能といいます。この血液中の糖を正常に戻す力が失われた状態が糖尿病です。また、糖尿病予備軍の人を耐糖能異常といいます。インスリンの効きが悪い状態のことを「インスリン抵抗性が高い」などと表現します。
　脂肪細胞の中に、インスリンの効きを悪くする物質があります。レジスチンという物質です。インスリン抵抗性が高くなる原因になります。
　糖尿病では、血糖値が高いためにタンパク質が糖化し、血管壁を構成する細胞に作用して動脈硬化などの血管病変を起こします。高脂血症では、酸化した悪玉コレステロールが動脈の内壁に沈着し、動脈硬化をもたらします。高血圧症だと診断されても血管に弾力性があれば問題はないのですが、動脈硬化が進めば血圧が高くなり、さらに動脈硬化が悪化するという悪循環に陥ります。
　メタボリックシンドロームは高血糖、高血圧、高脂質、肥満が怖いのではなく、その結果起こる「動脈硬化」が怖いのです。
　動脈は心臓から送り出される血液を全身に運ぶパイプのような血管です。血管といっても単に血液を運ぶだけではないのです。心臓に直結している大動脈は、心臓から送り出された血液を大動脈自体が膨らむことで一時的に貯めることができます。そして、ゆっくりと収縮して全身に血液を送ります。この機能で、血圧を極端に変えないように調節しているのです。そのため、本来、動脈

はしなやかで、強さと弾力性を兼ね備えています。

動脈硬化とは、動脈が硬くなることです。動脈は弾力があるものですが、動脈の内膜にコレステロールやカルシウムが沈着すると、硬くなったり、壁が厚くなったりします。これが動脈硬化です。

動脈硬化は、体中のどの動脈でも起こりますが、脳で障害が起きると脳卒中（脳出血、クモ膜下出血、脳梗塞、脳塞栓など）や、脳血管性痴呆症が起きます。脳以外では虚血性心疾患（心筋梗塞、狭心症など）などが命に関わります。

　合併症

糖尿病神経障害、糖尿病網膜症、糖尿病腎症を3大合併症といいます。糖尿病に特有の合併症で、血糖コントロールをしないでいると、糖尿病発症時から10～15年でこれらの合併症が出てきます。

合併症の中で最も早く出てくるのが糖尿病神経障害です。末梢神経障害の足や手の症状の出かたはさまざまで、手足のしびれ、けがややけどの痛みに気づかないなどがあります。そのため知らずに組織が腐り、ミイラ化することなどがあります。そのほか筋肉の萎縮、筋力の低下や胃腸の不調、立ちくらみ、発汗異常、インポテンツなど、さまざまな自律神経障害の症状も現れます。

糖尿病網膜症では、目の底にある網膜という部分の血管が悪くなり、視力が弱まります。失明することや白内障になる場合もあります。

糖尿病腎症は、尿を作る腎臓の糸球体という部分の毛細血管が悪くなり、だんだんに尿が作れなくなります。すると、機械で血液の不要な成分をろ過する人工透析を受けて、機械で尿を作らなければなりません。週に2～3回、病院などで透析を受けねばならないので、日常生活に大きな影響を及ぼします。現在、人工透析になる原因の1位が、糖尿病腎症です。

　高脂血症

高コレステロール血症、または、高脂血症は、血液の中に溶けている脂質（血清脂質）が異常に多い状態のことです。血清脂質にはコレステロール、中

性脂肪（トリグリセリド）、リン脂質、遊離脂肪酸などがあります。特に自覚症状もなく、日常生活に不都合なこともないために、見過ごされがちです。コレステロールも、体内ではとても重要なはたらきをしています。主に細胞膜をつくる。ホルモン（副腎皮質ホルモンや性ホルモン）の原材料となる。胆汁酸の原材料となり消化作用を助けるなどの働きがあります。また、中性脂肪はエネルギーの貯蔵体です。リン脂質は酵素活性に関与しています。遊離脂肪酸は脂肪がエネルギーとして使われる途中の物質です。しかし、過剰になると体に蓄積されて悪い影響をもたらします。

血液中のコレステロールは、たんぱく質と複合体を形成してリポタンパクとして存在しています。リポタンパクは、比重によってhigh density lipoprotein（HDL、高比重リポタンパク）、low density lipoprotein（LDL、低比重リポタンパク）、very low density lipoprotein（VLDL、超低比重リポタンパク）、cylomicron（カイロミクロン）の4種類に分けられます。

カイロミクロンは腸管から吸収された食事性脂質に由来する外因性脂肪の運搬体です。VLDLは肝臓で合成され、主な機能は肝臓などで合成された中性脂肪を末梢に運搬する作用があります。HDLには、末梢組織から余剰のコレステロールを引き抜き、これを肝臓に転送する作用があり、コレステロール逆輸送経路と呼ばれています。末梢組織より肝臓へとコレステロールを運搬する機能を果たすため、抗動脈硬化作用があると考えられています。

HDLコレステロールは、体の中の余ったコレステロールを回収して肝臓へ戻す働きがあります。そのため、HDLは善玉コレステロールといわれます。それに対して、LDLコレステロールは、肝臓からコレステロールを運んで各組織の細胞に届ける働きがあります。ですから、LDLは悪玉コレステロールといわれ、血管を詰まらせてしまう恐れがあるのです。

悪玉であるLDLは、血管の中にコレステロールを放置します。善玉であるHDLは肝臓にコレステロールを戻すという働きがあります。

運動不足による害

身体の機能から運動不足の害を見ていきましょう。

現在でも、遊牧や狩猟・採集のための活動をしている人びとがいます。スポーツの中では、速く走る、あるいは長く走るなど、走ることが数多く競技として成り立っていますが、通常の歩行が競技として成り立っていないのは、歩行があまりに日常的であるからでしょうか。

「1日1万歩を目指して歩きましょう」などと言われるように、現代日本人の多くはその目的を果たせないでいます。私たちの身体は長い間、活動し、食べ、休むというサイクルを繰り返しながら、進化してきたのです。その結果、この基本的行為がパターン化して、この基本的行為に完全に適応した身体になったのです。この本来の動き、つまり歩行を含んだ運動をしないと、ヒトの身体はどのようになるのでしょうか。

この写真9-1は、人工的な運動不足の研究「ベッドレスト・スタディ」といわれるものです。

頭を6度下げた状態にすると無重力に近い状態が得られるといいます。その状態で寝たきりの状態を続けて身体の変化を見るというものです。なぜこのような研究をするかというと、当初の目的は、宇宙に出たときに人間の身体がどのように変化するかを確認するためでした。

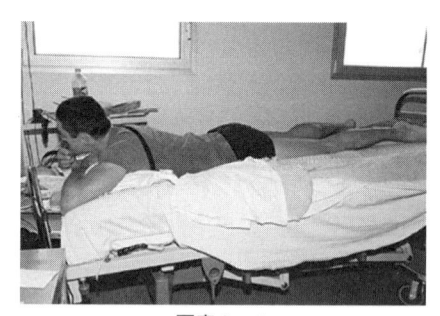

写真9-1

かつて、ソユーズ宇宙船のクルーたちが、地球に帰還しても、なかなか出てこないということがありました。著しい筋力低下のため、立つことはおろか、花束さえも手で持つことができなかったのです。

私たちは重力下にいるため、抗重力筋という姿勢を保持するための筋肉が常に刺激されています。ところが、宇宙空間では重力がかからなくなるため、身体に大きな変化を及ぼすのです。

2011年11月27日の朝日新聞ですが、国際宇宙ステーションから、ソユーズ宇宙船で地上に戻った宇宙航空研究開発機構の古川聡宇宙飛行士が、ツイッターでのつぶやきを報じています。「地球帰還当日、気分は最高だが身体はまるで軟体動物のよう。身体の重心が全く分からず、立っていられない、歩けない。下を

見ると頭がくらくらして気分が悪くなる。歩くつもりで足を出すが、太ももが思っているほど上がっておらずつまずく」と体調を表現しています。記事には、「帰還直後は体のバランスをとる三半規管が地上の感覚に慣れず、立ち上がれない。古川さんは4カ月半かけて訓練し、筋力や感覚などを戻していく」と書かれています。

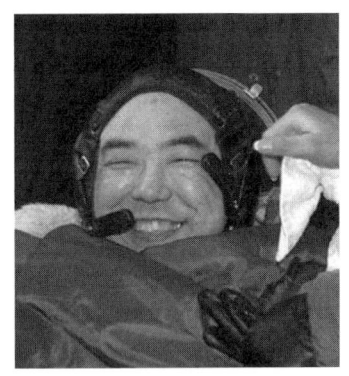

写真9-2

　先に、研究によってわかった運動不足の影響をまとめておきましょう。体力低下、予備力の低下、肥満、運動不足病の増加、情緒障害、老化促進などがあげられます。これらの多くの結果は、数週間の間、ベッドに横になり続ける「ベッドレスト・スタディ」と呼ばれる実験や宇宙医学の研究によってもたらされたものです。その研究によって得られた結果を、まとめると、次のようになります。

　この研究によって得られた結果を、細かく分類すると次のようになります。

　循環器系に現れる影響としては、心拍数の増加、心臓の容量の減少、1回拍出量の減少、起立耐性低下、最大酸素摂取量の減少、加速度耐性の低下、血液量や血漿量の減少、造血機能低下と赤血球の減少などがあります。心拍数の増加というのは、心臓の拍動が増えてしまうことです。心臓の容量が少なくなっているので、数多く心臓は拍動をしないと身体に血液が回らないのです。当然、心臓の容量が少なくなっているので、1回で送り出す血液の量も減少します。そのため、酸素を取り込む量が少なくなってしまうのです。

　身体の中を血液や酸素が循環しているわけですが、その能力が、血液の量や赤血球の減少のため、低下してしまいます。そのため、高いところに血液を送ることができず、立っていることができなくなります。これが起立耐性の低下です。そして、急激に力のかかる状態にも対応できなくなります。これが加速度耐性の低下です。

　このように、様々な悪しき状況が引き起こされてしまうのです。

　また、骨に現れる影響としては、尿中へのカルシウム排泄の増加、骨の脱灰、骨軟化が見られます。筋肉に現れる影響としては、筋肉の萎縮、筋肉の比率が

下がるため、筋力、筋持久力の低下があります。

　骨に対する刺激が少ないため、骨からカルシウムやリンなどの無機物が溶け出し、尿と共に排泄されてしまうことを脱灰といいます。

　宇宙では物に重さがなく、体重すらもゼロとなります。したがって、物をもったり自分の身体を支えたりするのに、筋肉はほとんど活動しないことになってしまうのです。このような状態が続くと筋肉は萎縮していきます。しかし、萎縮した部分は脂肪によって置き換えられるため、外見上の太さはあまり変わらず、筋肉の萎縮は目立たないのです。ところが、筋力の低下は著しく、筋肉は構造的にも脆弱になり、疲れやすく、ちょっとしたことでも傷つきやすくなっています。

　皆さんは骨折したことがありますか。治療としては、手足にギブスをして固定をするわけですが、このギブスをはずしてみると、その部分が極端にやせ細っていることに驚くものです。これも、ギブスで固定されているために筋肉が動かせないためにその筋量が減ってしまうのです。

　この身体活動の低下によって起こる筋の萎縮を廃用性筋萎縮といいます。使わなければ減ってしまうのです。

　地上で立ったり運動したりしていると、骨格には力が加わります。このような力は骨に対する生理的な刺激であって、骨を丈夫にするのに役立っています。

　ところで、皆さんはピエゾ効果という言葉をご存知ですか。水晶のような結晶体に圧力を加えると、電気を出します。水晶に大きな力を加えると光を発生するのです。つまり、力を別のエネルギーに変換するのです。圧電現象といいます。私たちがよく知っているものには、水晶発振があります。時計のクオーツはこの水晶発振を使っています。長さ2.8mm厚さ0.05mmの音叉に0.06〜0.07μA（マイクロアンペア）の電気を流すと、1秒間に3万2,768回、水晶は振動します。これは電気を力に変えているのですね。これを基準信号にしているのが時計のクオーツです。

　このピエゾ効果は、人の骨でも起こります。骨に対する縦方向の衝撃が、骨自体のひずみを生じさせます。このひずみによって電気が生じます。これが骨の末端に影響を与え、造骨したり成長を促したりするのです。成長期にバスケットボールやバレーボールをしていると、背が伸びるのはそのためです。ま

た、逆に電気刺激を人為的に与えることで、骨折の治療効果を促進するという研究もあります。

1984年、3人の飛行士がサリュート宇宙ステーションに237日間滞在したとき、長期間無重量状態にいるための影響があらわれました。人間の細胞の成長には1Gが必要です。ところが無重量状態では体をささえる必要がないため、骨の成分が失われて骨がもろくなったり、筋肉の力がなくなったりしたのです。特に心血管系全体に障害がおこって心臓の筋肉が萎縮することがあったら、非常に危険です。

このことを調べるため、85年、スペースシャトル・チャレンジャーが7日間の飛行にでたとき、ネズミ24匹とサル2頭をつかって実験がおこなわれました。ねずみなどは寿命が短いので、人間の長期間の影響を短時間で調べることができるのです。そして、飛行後の検査で、予想どおり骨と筋肉がもろくなったことのほかに、成長ホルモンの分泌が減少したこともわかりました。

有人宇宙飛行の計画をたてるときは、必ずこうした危険をさけるようにしています。飛行士が宇宙でいそがしく仕事をするのも、地上での時間にあわせているだけでなく、筋肉の力を失わないようにするためです。宇宙ステーション計画では、乗組員を無期限に無重量状態におかないよう、基準をきめて乗組員を交替させるなどの方法が考えられています。

図9-2の中のカリウム、硫黄、窒素は筋肉に、図9-3のカルシウムとリンは骨に関係の

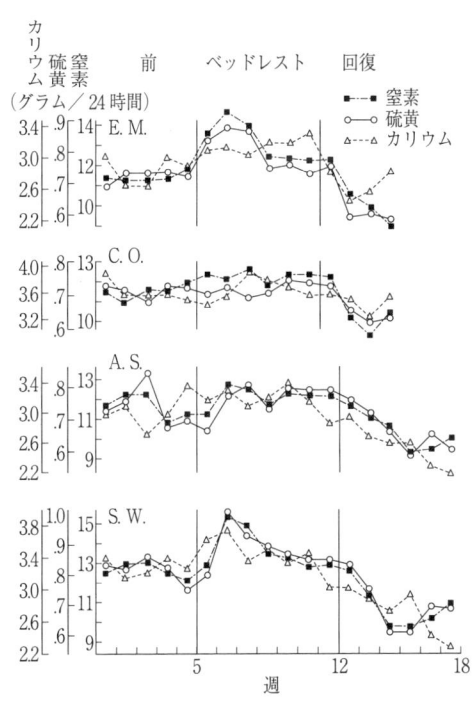

図9-2　ベッドレスト中の窒素、硫黄、カリウムの尿中排泄量

ある物質です。宇宙空間やベッドレストでは、骨に対するこのような刺激が極端に減少するため、それが原因となって骨からカルシウムや燐などの無機物（灰分）が溶けだし、尿と一緒に排泄されてしまいます。これを脱灰といいます。脱灰された骨は強靱さを失い、折れやすくなります。

　ベッドレストの前後に線が引いてありますが、ベッドレスト実施中は、尿中の値が高くなっています。つまり、身体の外に排泄されているのです。これらの物質は、身体を支えるという活動がないため、体内で不要なものとしてみなされているのです。

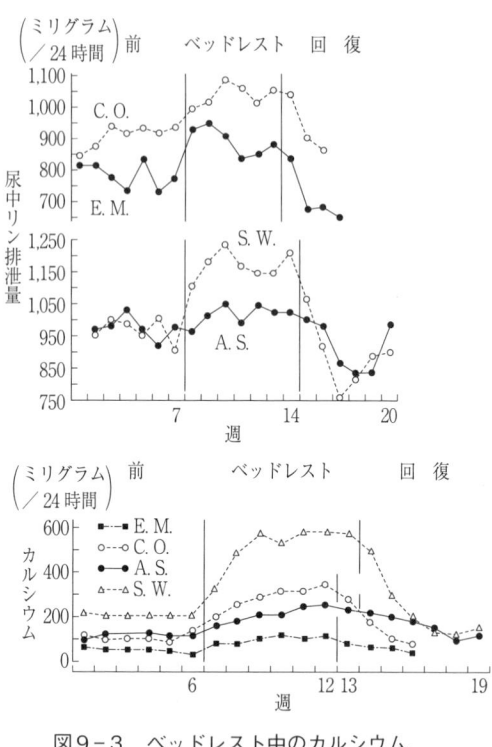

図9-3　ベッドレスト中のカルシウム、リンの尿中排泄量

　地上に立っていると血液は重力の作用で下半身に集まりやすくなります。その分だけ心臓に戻る血液が少なくなるため、心臓から送り出される血液の量（心拍出量）も減少します。重力下では、これに耐えるようにコントロールできているのですが、重力のかかっていない宇宙では、血液が下半身に集まることはありません。その分、心臓などの循環に関わる器官は働かなくてよいことになります。そのため、心臓などの筋肉も廃用性の萎縮が進みます。

　余談ですが、宇宙では顔の方に血液が集まり丸い顔になります。ムーンフェースと言います。逆に、地球にいるときより、足の方には血液が滞りませんので細くなります。バードレッグと言います。しかし、地球に戻るとすぐに元に戻ります。

心筋などの廃用性萎縮が進むと、血圧が下がり脳の血液循環量が減少します。これが起立性低血圧と呼ばれるものであり、失神などの脳貧血症状を起こします。このような状態を起立耐性が低い状態であるというわけです。宇宙飛行の後やベッドレストの後には、このような傾向が特に顕著になるのが特徴で、ひどい場合は立つことも歩くこともできなくなります。まさに宇宙飛行士が、生還したときの状態がそれであり、宇宙船から外に出るのに長い時間が必要となります。それは、地上での通常の活動能力を維持していないことが原因です。

寝てばかりいると起立耐性が明らかに低下するのですが、起立耐性だけは、運動をすれば強くなるかというとそうでもないようです。運動の種類によって効果が異なるためだと思われますが、明らかではありません。

この寝たきり実験ともいえるベッドレストの研究が、はじめて行われたのは1960年代のデンマークです。20歳前後の健康な学生5名を実験の対象としています。20日間の寝たきりの状態にしたのです。その前後で、循環器の状態を調べたところ、心臓のサイズや機能に大きな影響がありました。第1に心臓は11％も小さくなりました。廃用性萎縮が心臓の筋肉にも生じていたのです。安静を続けていれば、心臓の筋肉も最低限の運動しかしません。その廃用の影響で心臓の筋肉が減少したのです。

心臓が小さくなれば、当然、その収縮力も減ってしまいます。心臓が1回の拍動で送り出すことのできる血液の量を1回拍出量といいますが、安静時でも24％低下しました。最大運動を行ったときの拍出量も29％減少していました。

また、持久力の指標としてよく用いられるものに、最大酸素摂取量という指標があります。最大酸素摂取量とは、呼気（吐いた空気）と吸気（吸った空気）の中の酸素や二酸化炭素の濃度の違いを測定して、自分の体の中にどのくらい酸素を取り込むことができたのかを見るものです。このベッドレストの実験の後、最大酸素摂取量は27％も減少していました。

動かないことで起こることは、筋肉の廃用性萎縮と関節の拘縮です。

廃用の悪影響として、筋力は1日あたり3～6％ずつ低下します。1カ月使わないと筋力は半減するといわれています。単純計算で1日3％ずつ減少したとすると、4週間で元の力の42％となるのです。筋量は1日で0.5％減少します。

また、関節においても、まったく動かさないと可動域が狭められてしまいま

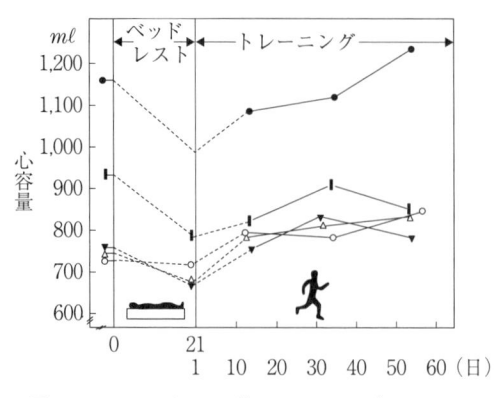

図9-4 ベッドレスト後のトレーニングによる心容量の変化

す。この関節が使われないことによる可動域の制限を拘縮といいます。2カ月も続くと拘縮を直すことは困難になります。骨には荷重がかからないため、骨粗鬆が進行します。無重力の状態で8日間過ごすと骨量は2割減少するといわれています。

機能低下を正常な状態に戻すには、運動訓練しかありません。この学生たちの実験によれば、正常な状態に戻すには5週間、つまり35日必要であったといいます。20日間のベッドレストから回復するには、倍近い時間が必要であったのです。

廃用の悪影響は、ベッドレストといった極端な話に終わるものではありません。「運動不足」といった日常的な事象でも廃用は生じてきます。年齢とともに老化は進みますが、それは老化だけではなく、運動性の廃用によるものも含まれており、相乗的に機能低下をもたらしていることを忘れてはなりません。そのためにも、私たちは意識的に日常の中に運動を取り入れる必要があるのです。

廃用性症候群の悪循環モデルというものがあります。

廃用性症候群とは、安静による様々な身体能力低下のことです。

①使わない・動かさない→　②筋力低下・関節拘縮→　③使えない・動けない→　④意欲低下→　①使わない・動かさない

のように、循環されてさらに運動の刺激を取り入れない人は不活発になるというものです。

ここでは、運動不足がどの様な健康障害を引き起こすかということでしたが、廃用性症候群というような、使わなければ衰える身体は、高齢者だけのことだと思っていなかったでしょうか。

私たちも不活動であれば、確実に身体の能力は衰えます。単純な計算で、1

カ月寝たきりになれば、筋力は半減します。風邪で寝込んで、久しぶりに起きたらふらふらしたというような経験をお持ちの方もいるのではないでしょうか。日常生活の見直しが現代人には必要なのです。

【参考文献】
下方浩史『体脂肪分布―腹部型肥満の基礎と臨床―』東京、杏林書院、1993
石井直方『究極のトレーニング―最新スポーツ生理学と効率的カラダづくり―』東京、講談社、2007
石井直方『一生太らない体のつくり方―成長ホルモンが脂肪を燃やす―』東京、エクスナレッジ、2008
朝日新聞「2011年11月27日、身体はまるで軟体動物」宇宙から帰還の古川さん報告、
　http://www.asahi.com/science/update/1126/TKY201111260375.html

脳と神経

　脳や神経についてお話します。神経細胞（ニューロン）は電気信号を互いにやりとりできる細胞で、1個のニューロンは周囲の約1万個のニューロンと接続しています。このニューロンの信号を送り出す細胞は軸索といい、外からの情報を受け取る細胞は樹状突起といいます。そして、連結している部分をシナプスといいます。

　脳の神経細胞は、基本的に細胞分裂をして数を増やすということはほとんどありません。しかしながら、先ほどの軸先などが手を伸ばしていって、他の神経細胞と接続しています。それが、人生の初期の成長過程では非常に活発です。

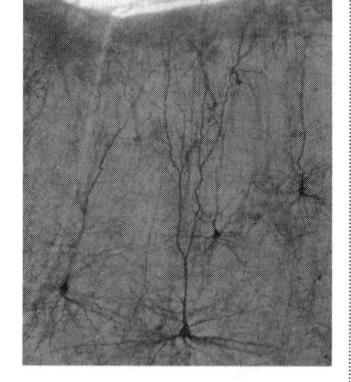

　日本は高齢社会に突入しているわけですが、長生きをすると脳や神経にもトラブルが生じてきます。その脳の病気の1つとして、認知症があげられます。認知症は、脳の働きのうちでも、特に、記憶・思考・判断など知的活動が低下した状態です。これは脳の老化による生理的なものと、脳血管性認知症やアルツハイマー型認知症のように病的なものに分けられます。

　例えばアルツハイマー型の認知症ですが、神経細胞の死滅により脳が萎縮します。その原因として、老人斑や神経原線維変化があげられます。βアミロイドという物質が神経細胞の外から悪さをして老人斑と呼ばれるものを作ったり、タウ蛋白という物質が神経細胞のもつれを引き起こして細

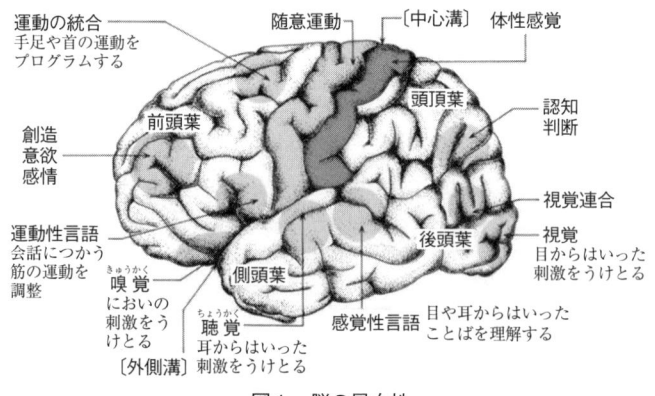

図1　脳の局在性

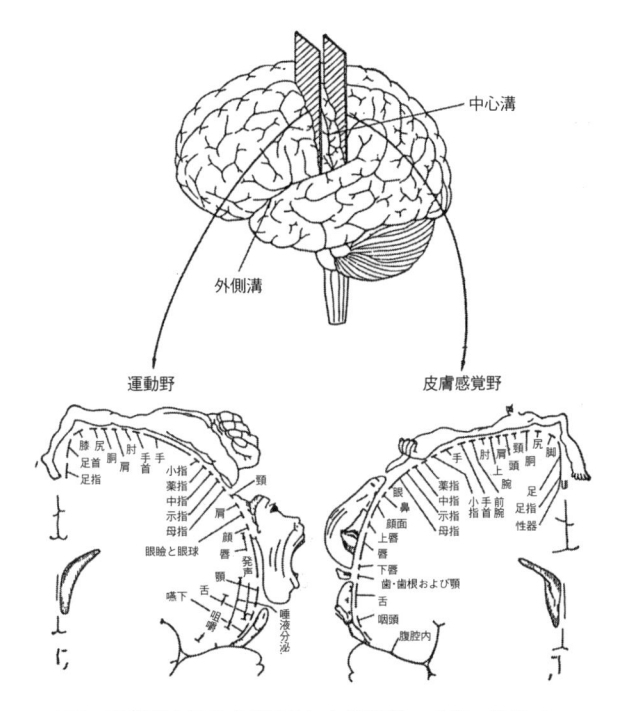

第 9 章　運動不足と健康障害　151

図2　人間の運動野と体性感覚野（皮膚感覚野）の分業の状況（W. Penfield）

胞のゴミのようなものを作ったりします。アルツハイマー病は、このような蛋白質が脳の神経細胞に蓄積して発症すると考えられています。

　ところで、脳には局在性があります。ある働きについては、ある部分が中心になって行うということです。例えば、図1で示すように、言葉を発するために必要な運動性言語野（ブローカの言語中枢）、物を見るための視覚野、言葉を理解する感覚性言語野（ウエルニッケの言語中枢）などのように、専門の処理する場所が決まっていることを局在性といいます。

　さらに、運動を司る部分であれば運動野（随意運動中枢）、外部からの刺激を感覚情報として処理するところは感覚野（体性感覚中枢）です。

　大脳の中心溝を挟んで運動野と感覚野は、横並びに位置していますが、右半身の情報は左側の脳で、左半身の情報は右側で処理されます。図2は、共に左半球の運動野と感覚野を示したものです。その上には、対応する身体部分が描かれています。手や顔のように微妙な動きをするところは対応する脳の領域は広くなっています。このように、身体のそれぞれの部分を支配している神経細胞の量の割合を身体の面積で示した図のことを、ホムンクルスといいます。ホムンクルスは、もともと人工

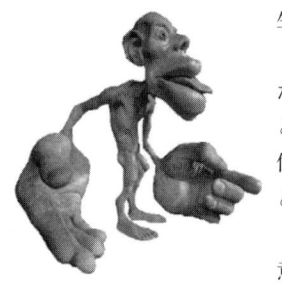

生命体の意味です。写真の人形もホムンクルスです。
　このような脳の局在性はどのようにして明らかになったのでしょうか。かつて、ワイルダー・ペンフィールドという脳科学者が、脳を切り開いて電気刺激を与える部位を少しずつ変え確認していったのです。1950年代のことです。
　感覚中枢が損なわれて感覚が失われる感覚マヒや、随意運動中枢が損なわれて身体が動かなくなる運動マヒは、大脳の局在性による部分的な損傷です。脳の部分的な損傷によって影響がある部位や状態が異なります。大脳の神経細胞が活発に働くためには、多くの酸素や栄養物質が必要です。脳の重さは体重の約2.2%ですが、全身を循環する血液の約15%が脳を流れています。そのため、血管のトラブルは脳に致命的なダメージを与えます。
　一般的な脳の血管系のトラブルのことを脳卒中といいます。その脳卒中の中に血管が詰まるタイプのトラブルと血管が破れるタイプのトラブルがあります。詰まるタイプが脳梗塞、破れるタイプが脳出血です。
　神経細胞の代謝回転は4～6週間です。細胞の寿命はそうですが、神経細胞は唯一、分裂増殖がほとんどありません。神経細胞だけが決められた数から、ほぼ減少するだけの方向で変化して、生涯を全うするのです。一部、神経細胞にも分裂が見られたとの報告がありますが、ほとんどしません。そのため、神経細胞は障害に対して脆弱です。脳の障害は、一生涯後遺症となることが多いのはそのためです。
　神経細胞は分裂して新しいものを作ることはほとんどありませんが、神経は手を伸ばし合い、新たな神経経路を造ることが可能です。脳の神経細胞は140億個あります。その1つに約1万を超す接合部シナプスがあるのです。神経の伝達を多くの回数行えば、その神経経路の結びつきは強くなります。つまり、自らが何を求めるかによって神経経路の形成は異なるということになります。
　先天的に指が4本しかない人がいます。その人には5本目の指が反応する場所がありません。このことは、脳が私たちの行動によって機能決定なされていることを示しています。しかし、その人が分離手術をして、5本目の指を形成したならば、脳には5本目の指に対応する部分が出現します。脳は入ってくる情報に応じてダイナミックに変化するのです。
　自分の意志や行動を繰り返すことは、自分がやりやすいように神経構造が変化するということです。自分が必要であることを感じて、行動することで、神経のネットワークがより高度に、機能的に構築されるのです。
　言い換えれば、自分の意志や行動によって、神経のネットワークは変化し続けるのです。生き様が脳の機能を形づけるのです。一日一日を大切に生きたいものです。

第10章

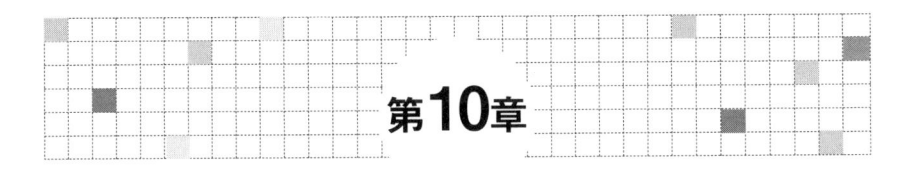

運動処方

　健康には適度な運動が必要であるといわれています。目的遂行のために、最も適したように運動の内容を決めることを運動処方といいます。

　私たちが身体の健康を維持していく上で大切なのが、カロリーバランスです。図10-1のように摂取しているカロリーと消費しているカロリーの差が、体重に反映するというわけです。このカロリーバランスを保つために主として関わってくるのが、食事と運動です。

　例えば、2,300kcalの食事を摂っていて、2,000kcal分しか消費していないとしたならば、残りの300kcalは体内に蓄積されます。まるで、銀行預金のように貯まっていくのです。

　さて、運動を行っていく時に重要になるのは運動強度、つまり、行っている運動のきつさのことです。これが重要になります。きつい運動ほど、運動の時にカロリーを使うことはいうまでもありません。それを使って活動のカロリーを表示しようとする指標があります。

　メッツといわれるものです。メッツ（METS：Metabolic equivalent）は、アメリカなどでよく用いられている運動強度の単位です。次の式で表すことができます。

$$運動時の消費エネルギー \div 安静時の消費エネルギー$$

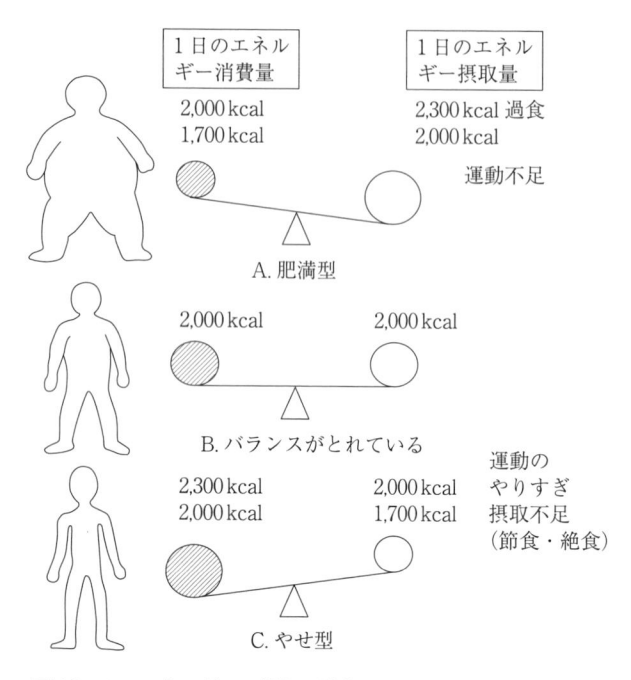

図10-1 エネルギーの摂取と消費のバランス（橋本, 1984）

　METSは安静時の消費エネルギーを基準に、運動時の消費エネルギーがその何倍であるかを求めているのです。そのため、消費したカロリーを容易に表示できるという利点があります。

　つまり、これは、運動時の全消費エネルギーが安静時の消費エネルギーの何倍にあたるかを示す数字です。安静時代謝が3.5ml/kg/minであるため、2METSと評価された運動は7.0ml/kg/minの酸素消費量に値します。単位は1分間で体重1kgあたり〇〇mlの酸素を取り込んでいることを示すものです。

　1METSというのは、体重1kg当たり1時間に約1kcalのエネルギー消費量に相当します。

　1METSの活動を1時間あたりの酸素摂取量をカロリーに変換すると、3.5(ml/kg/min)×60(min)＝210mlとなり、これをℓになおすと0.21ℓとなります。つまり、1時間で0.21ℓ酸素を取り込んでいるということです。

　1ℓの酸素消費量で約5kcalのエネルギー消費になることがわかっています。

第10章　運動処方　155

表10-1　METSで示した身の回りの活動

メッツ	活動内容
1	静かに座って(あるいは寝転がって)テレビ・音楽鑑賞、リクライニング、車に乗る
1.2	静かに立つ
1.3	本や新聞等を読む(座位)
1.5	座位での会話、電話、読書、食事、運転、軽いオフィスワーク、編み物・手芸、タイプ、動物の世話(座位、軽度)、入浴(座位)
1.8	立位での会話、電話、読書、手芸
2	料理や食材の準備(立位、座位)、洗濯物を洗う、しまう、荷作り(立位)、ギター：クラシックやフォーク(座位)、着替え、会話をしながら食事をする、または食事のみ(立位)、身の回り(歯磨き、手洗い、髭剃りなど)、シャワーを浴びる、タオルで拭く(立位)、ゆっくりした歩行(平地、散歩または家の中、非常に遅い＝54m／分未満)
2.3	皿洗い(立位)、アイロンがけ、服・洗濯物の片付け、カジノ、ギャンブル、コピー(立位)、立ち仕事(店員、工場など)
2.5	ストレッチング、ヨガ、掃除：軽い(ごみ掃除、整頓、リネンの交換、ごみ捨て)、盛り付け、テーブルセッティング、料理や食材の準備・片付け(歩行)、植物への水やり、子どもと遊ぶ(座位、軽い)、子ども・動物の世話、ピアノ、オルガン、農作業：収穫機の運転、干し草の刈り取り、灌漑の仕事、軽い活動、キャッチボール(フットボール、野球)、スクーター、オートバイ、子どもを乗せたベビーカーを押すまたは子どもと歩く、ゆっくりした歩行(平地、遅い＝54m／分)
2.8	子どもと遊ぶ(立位、軽度)、動物の世話(軽度)
3	自転車エルゴメーター：50ワット、とても軽い活動、ウェイトトレーニング(軽・中等度)、ボーリング、フリスビー、バレーボール
3	普通歩行(平地、67m／分、幼い子ども・犬を連れて、買い物など)、釣り(2.5(船で座って)～6.0(渓流フィッシング))、屋内の掃除、家財道具の片付け、大工仕事、梱包、ギター：ロック(立位)、車の荷物の積み下ろし、階段を下りる、子どもの世話(立位)
3.3	歩行(平地、81m／分、通勤時など)、カーペット掃き、フロア掃き
3.5	体操(家で。軽・中等度)、ゴルフ(カートを使って。待ち時間を除く)
3.5	モップ、掃除機、箱詰め作業、軽い荷物運び、電気関係の仕事：配管工事
3.8	やや速歩(平地、やや速めに＝94m／分)
3.8	やや速歩(平地、やや速めに＝94m／分)、床磨き、風呂掃除
4	速歩(平地、95～100m／分程度)、水中運動、水中で柔軟体操、卓球、太極拳、アクアビクス、水中体操
4	速歩(平地、95～100m／分程度)、自転車に乗る：16km／時未満、レジャー、通勤、娯楽、子どもと遊ぶ・動物の世話(徒歩／走る、中強度)、高齢者や障害者の介護、屋根の雪下ろし、ドラム、車椅子を押す、子どもと遊ぶ(歩く／走る、中強度)
4.5	バドミントン、ゴルフ(クラブを自分で運ぶ。待ち時間を除く)
4.5	苗木の植栽、庭の草むしり、耕作、農作業：家畜に餌を与える
4.8	バレエ、モダン、ツイスト、ジャズ、タップ
5	ソフトボールまたは野球、子どもの遊び(石蹴り、ドッジボール、遊戯具、ビー玉遊びなど)、かなり速歩(平地、速く＝107m／分)
5	子どもと遊ぶ・動物の世話(歩く／走る、活発に)、かなり速歩(平地、速く＝107m／分)
5.5	自転車エルゴメーター：100ワット、軽い活動

5.5	芝刈り（電動芝刈り機を使って、歩きながら）
6	ウェイトトレーニング（高強度、パワーリフティング、ボディビル）、美容体操、ジャズダンス、ジョギングと歩行の組み合わせ（ジョギングは10分以下）、バスケットボール、スイミング：ゆっくりしたストローク
6	家具、家財道具の移動・運搬、スコップで雪かきをする
6.5	エアロビクス
7	ジョギング、サッカー、テニス、水泳：背泳、スケート、スキー
7.5	山を登る：約1〜2kgの荷物を背負って
8	サイクリング（約20km／時）、ランニング：134m／分、水泳：クロール、ゆっくり（約45m／分）、軽度〜中強度
8	運搬（重い負荷）、農作業：干し草をまとめる、納屋の掃除、鶏の世話、活発な活動、階段を上がる
9	荷物を運ぶ：上の階へ運ぶ
10	ランニング：161m／分、柔道、柔術、空手、キックボクシング、テコンドー、ラグビー、水泳：平泳ぎ
11	水泳：バタフライ、水泳：クロール、速い（約70m／分）、活発な活動
15	ランニング：階段を上がる

（「健康づくりのための運動指針2006（エクササイズガイド2006）」から抜粋）

そのため、0.21ℓ×5kcal＝1.05kcalとなるのです。

つまり安静時の何倍の運動強度であるかがわかれば、カロリー消費量は簡単に計算できるのです。

つまり、METSで表示されていることを1時間行えば、表示された数字×体重が消費されたエネルギーということになります。表10-1は様々な活動をMETSで表したものです。例えば、ジョギングは速度に応じて、6〜8程度となりますので、METSの値×自分の体重の数字が、1時間その活動を行ったときの消費エネルギーとなります。

ウエスト・ヒップ比

さて、ここまで話をしてきたカロリーバランスの結果が、体型にも反映されるわけですが、身体に悪さをするのが内臓脂肪というわけで、どうしてもその存在が気になります。メタボリック・シンドロームのウエストサイズの基準値は男性が85cm、女性が90cmです。

一律の値ではなく、体型の大小を考慮した方法としてウエスト・ヒップ比

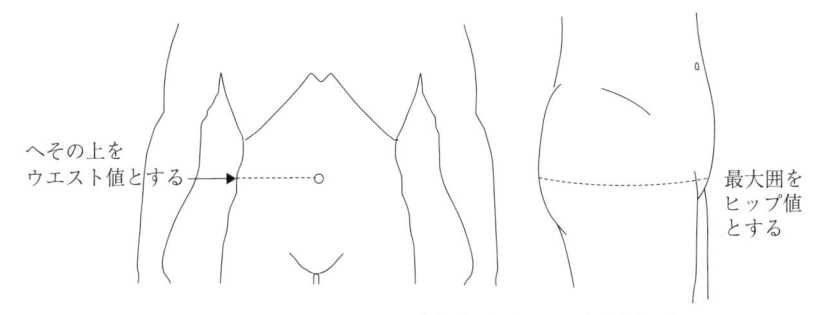

図10-2　腹囲と臀囲の測定部位（下方、1993を筆者修正）

（WHR）があります。へその水平囲と臀部の最大囲を測定します。その比を使って代謝疾患の危険を確認しようというものです。

　ウエスト・ヒップ比は、内臓脂肪蓄積の度合いを示すものです。男性の基準は1.0、女性の基準は0.9となっています。

　内臓脂肪がつくとお腹の周りが太くなります。ウエストとヒップを比べて、ウエストが大きい値であると内臓脂肪がついている可能性が高いわけです。

ボディマス　インデックス（Body Mass Index: BMI）

　体格指数：Body Mass Index: BMIというものがあります。これは、体重(kg)を身長(m)の2乗で割ったものです。身長に対する体重の比をみているものです。このBMIの値は22が標準値とされ18.5〜24.9を正常範囲としています。

　WHRは内臓脂肪の蓄積の度合いを示すものでしたが、BMIは全体の体格を評価するものです。

　なぜ22の値が適正なのかといいますと、身体が痩せ過ぎであると感染症などにかかりやすくなってしまいます。逆に、太りすぎであると、内科的疾患にかかりやすくなってしまうというわけです。そのような関係を示したものが、図10-3に示されています。横軸にBMIをとり、縦軸には疾病率をとっています。おおよそ、22あたりのBMIの数値を示した人が、最も病気にかかりにくいというわけです。

　またBMIとWHRを組み合わせることによって、さらなる情報がもたらされ

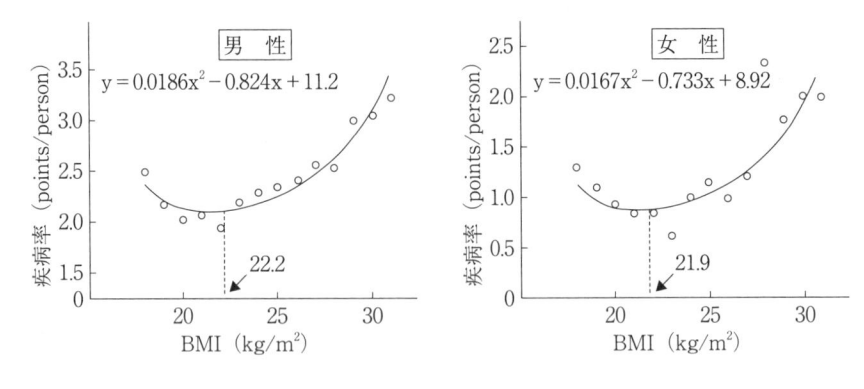

図10-3 BMIと疾病率の関係 (徳永ら, 1991)

ます。図10-4はBMIを低、中、高の3段階の分類とWHRの低、中、高の3段階の分類を組み合わせて、虚血性心疾患の発生率を示したものです。すると、体格は痩せていても、WHRが高い人は虚血性心疾患の発生率が高く、逆に、太っていてもWHRが低い人は虚血性心疾患の発生率が低いことがわかります。WHRは内臓脂肪を反映するため、このような疾患に対する警告となるのです。

虚血性心疾患をあつかった有名な研究があります。ロンドンのモーリス博士

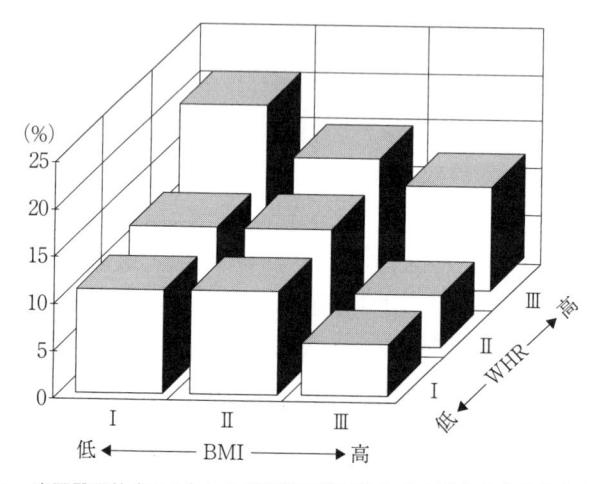

図10-4 腹囲臀囲比(WHR)および肥満度(BMI)と虚血性心疾患発生率との関係
(Larssonら, 1984)

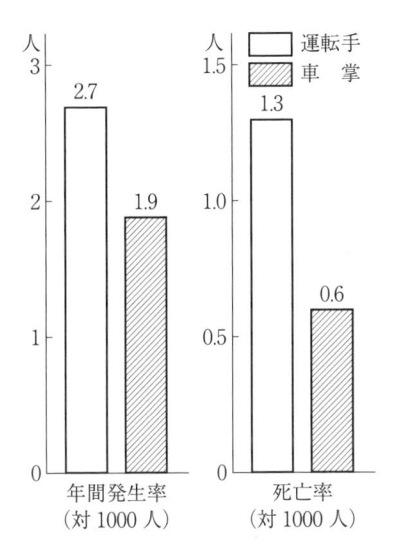

図10-5 バス会社従業員の虚血性心疾患発生率の年間発生率と同疾患による死亡率
(モーリス、1953)

は1953年バスの運転手さんと車掌さんの間で、心筋梗塞の発生率や発生した際の死亡率が異なることを発見しました。運転手さんと車掌さんは、同じ職場ですので、職務上の役割の違い以外は、福利厚生などの労働環境は同じはずです。心筋梗塞は車掌さんにおいて1.9人でしたが、運転手さんでは2.7人と高い数値でありました。同様に発生した場合の死亡率も高いものでした。ロンドンのバスは2階建てなので1階と2階を行き来する階数は1日あたり100回にもなります。この違いは身体活動によるものであるとモーリス博士は考えたのです。

先ほどのMETSの値を考えてください。階段の上り下りは8 METS以上です。結構な運動量があります。

体脂肪率

BMIでは見た目の体格を扱っていただけなので、身体の脂肪の量はわかりません。単に体重の重い軽いではなく、機能的に働く部分の量、つまり、筋肉量が重要です。そこで、注目したいのは、身体の中の筋肉と脂肪の割合です。

最近は、家庭にも体脂肪計が普及してきました。体重に体脂肪率をかけることで、脂肪重量を求めることができます。体脂肪率（%FAT）は、体重に占める脂肪の割合のことで、男性10%台、女性20%台が標準と考えてよいでしょう。

また、脂肪重量を体重から差し引いたものを除脂肪体重（LBM: lean body mass）といいます。脂肪以外の身体の成分の重量です。この重量が機能的に働く部分です。

エネルギー供給系

私たちは運動も含めたすべての活動を筋肉を収縮させて行っています。運動を続けるためのエネルギー源はアデノシン3リン酸（ATP）というものです。これは身体の中には、限られた分量しかありません。そのため、一度使われると再合成をしなければなりません。その再合成を行い、エネルギーを供給する方法には、3つ方法があります。ATP-PC系、乳酸系、有酸素系の3種類です。

大きな力の発揮　　　　　　　　　　　　　　　　小さな力の発揮

動員は速いが短時間　　　　　　　　　　　　　動員は遅いが長時間

ATP-PC系	乳酸系	有酸素系
非常に速い（10秒以内）	速い（2～3分以内）	遅い（3分以上）
化学燃料	食物燃料	食物燃料
（クレアチンリン酸）	（糖）	（糖、脂肪）
筋貯蔵量は限定	乳酸は筋疲労	疲労副産物なし

図10-6　エネルギー系の一般的特徴

有気的代謝と無気的代謝

代謝とは体内でおこる化学的反応の過程ですが、この過程に酸素が介在しているかしていないかで、代謝が有気的であるか無気的であるかが決まります。ATP再合成の代謝過程のうち、ATP-PC系と乳酸系は酸素が介在しないため無

気的です。一方、有酸素系は有気的です。

　供給のスピードは、ATP-PC系は非常に速く、次いで乳酸系が速いです。有酸素系は供給のスピードは比較的遅いものです。再合成の燃料としては、ATP-PC系は化学燃料のクレアチンリン酸を用いますし、乳酸系は、食物燃料のグリコーゲンをつかいます。有酸素系としては食物燃料のグリコーゲンや脂肪などを用います。

　ATP-PC系は非常に限られた量のATP生成、乳酸系は限定された量のATP生成、有酸素系は、無制限な量のATP生成という特徴があります。ATP-PC系では筋貯蔵量が限定されるため、スプリント走などのエネルギー供給系になります。

　乳酸系は副産物の乳酸は筋疲労を引き起こします。高パワーの短時間運動に利用され、1〜3分間の運動に利用されます。

　有酸素系は疲労副産物を作らないので、持久走や長時間の運動に利用されます。

　繰り返しになりますが、ATP-PC系、乳酸系は無酸素系のエネルギー再合成の仕組みです。これらは、大きな力を発揮できるのですが、短時間しか持ちません。一方、有酸素系のエネルギー再合成は、小さな力しか発揮できないのですが、長時間の運動が可能であるという特徴を持っています。

　　有酸素運動

　有酸素運動とは、体内に取り込んだ酸素で糖や脂肪などを酸化して作ったエネルギーで行う運動のことをさします。酸素の需要と供給がつりあっており、長時間続けることのできる運動でジョギングやサイクリングなどが代表例です。

　呼吸を止めて、力んだりせず、比較的長時間続けることのできる運動のことをさします。

最大酸素摂取量

　最大酸素摂取量（Vo2max）とは、1分間に摂り込むことのできる酸素の最大値のことであり、有酸素能力の大きさを表す指標です。運動のきつさを示すものさしとしてよく使われるのが%Vo2maxです。%Vo2maxは、運動によって消費される酸素が、その人の最大酸素摂取量の何%にあたるかを示す数字です。当然ながら、最大酸素摂取量が大きな値を示すほど、体力水準は高いといえます。Vの上の点は単位時間当たりという意味です。

　図10-7は横軸に最大酸素摂取量、いわゆる運動の強さを示す運動強度をとっています。縦軸は左に糖質利用の割合、右には脂肪利用の割合をとっています。0～100%の数値が右と左で逆になっていることに注意してください。この糖質と脂肪が人間の身体の中でエネルギーとして使われるもののほとんどです。この図で示されていることは、きつい運動では脂肪の燃焼がほとんどないということです。なぜならば、大きな力を発揮するために用いられるエネルギー供給系は、ATP-PC系や乳酸系の方が適していますので、糖質が運動には中心的に使われる形になります。脂肪燃焼をするのは有酸素的なエネルギー供

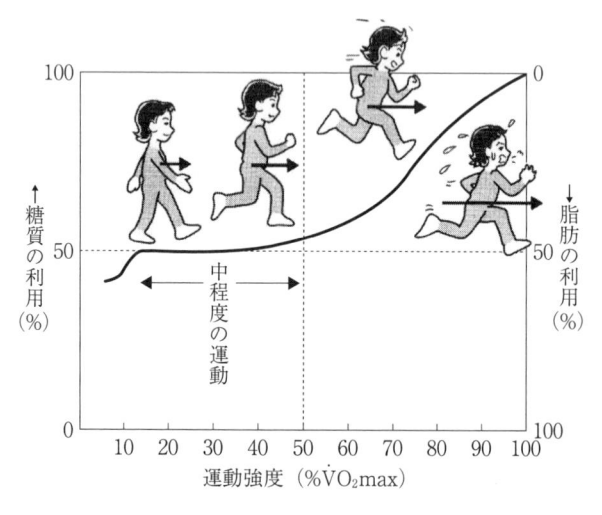

図10-7　運動強度とエネルギー利用割合の変化（Astrandら，1970）

給のみです。そのため、きつい運動では脂肪が燃焼されにくいのです。結果的に、脂肪燃焼のためには、中程度の運動が良いことになります。

有酸素運動が薦められる訳

有酸素運動が薦められる理由は、いくつか挙げられます。心臓・血管に無理のない刺激を与えます。そして、心臓の予備力が増します。心臓の予備力が増しますので持久力が増します。運動をしているときに疲労副産物の乳酸が蓄積しません。疲労物質が蓄積しませんので、長時間続けることができます。

そのため、消費カロリーを多くすることが可能です。また、運動継続時間が長いと選択的に運動のエネルギー源が脂肪の方にシフトしますので、脂肪消費が多くなります。

無理のない刺激であるために、安全性が高いといえます。

これらのことから、運動不足の予防や生活習慣病の治療に有効だといえます。

運動に使われるエネルギーは運動強度によって、ATP再合成の燃料が異なるという話をしました。それでは、同じ運動強度の有酸素運動を長時間続けた

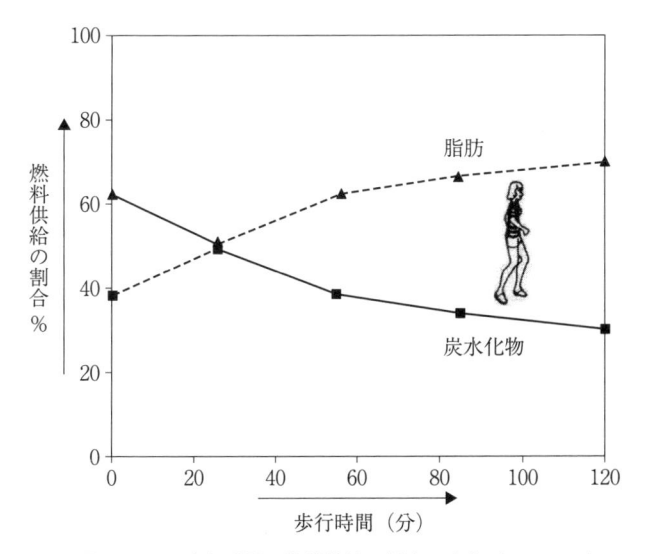

図10-8　歩行時間と燃料供給の割合の変化（Fox, 1983）

場合、燃料として使われる糖と脂肪の割合は、同じなのでしょうか。

図10-8はダイエットの雑誌に必ず出てくるグラフです。時間が長くなるほど脂肪が燃料として使われるようになり、炭水化物（糖）が減少するということです。はじめは炭水化物が使われる割合が高いのですが、20分を過ぎた頃から、半分位になってきます。そして、その後逆転します。

そのため、「20分以上の運動継続時間が、脂肪燃焼には必要です」というフレーズを耳にすることが多いのです。この話は、確かにその通りで、人間のエネルギー源として使われる燃料は20分を過ぎた頃でないと、脂肪燃焼の割合が高まりません。しかし、それ以下の運動が無意味なわけではありません。

　運動する条件

運動の条件として、「効果があること」「安全であること」の2つが重要です。
図10-9の横軸は体力的に優れているかどうかを示しています。そして、縦軸は運動強度だと思っていただいて結構です。

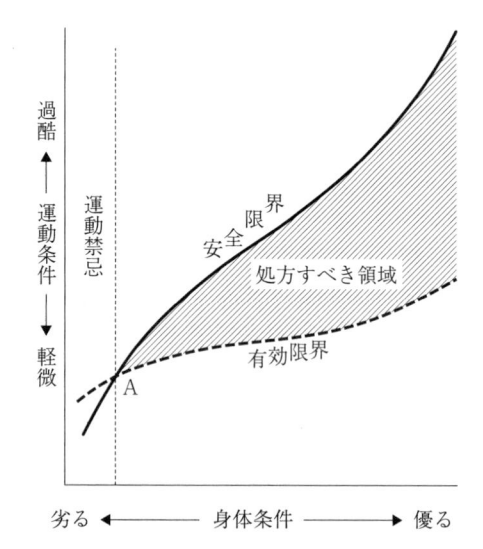

図10-9　身体条件と運動の安全限界および処方すべき
　　　　領域との関係を示す概念図（池上，1987）

これ以上の運動では危険である可能性がある。この限界線を安全限界といいます。これ以下の運動強度では運動の効果が十分に得られない。この限界線を有効限界といいます。

　身体条件として虚弱な人は、2つの限界線が重なってしまいます。いわゆる運動禁忌の状態です。ドクターストップです。若い人はグラフの右に位置し処方の幅が広いのですが、高齢者などは、グラフの左に位置し処方の幅が狭い傾向があります。身体の弱い人や高齢者は、運動強度を決めることに、より注意を払う必要があります。

心拍数を用いた運動強度の評価

　それでは、処方すべき領域を決めるにはどうしたらよいのでしょうか。人はそれぞれ体力水準が異なります。この点を考慮した評価方法があります。

心拍数を用いた相対的な運動強度
　運動処方では、運動の強度（きつさ）の設定に心拍数が多く用いられます。ここでは、％最大心拍数（%HRmax）と％最大心拍予備（%HRmax reserve）の2つを紹介します。

％最大心拍数（%HRmax）
　心臓の拍動は、人間の身体の隅々にまで、酸素や栄養を送り込むために欠かせません。これがなくなってしまいますと、生命の維持はできません。そして、運動の強度を高めるにつれ、心臓の拍動の頻度は高まります。それだけ多くの酸素が必要なためです。その人間の心臓がもつ機能の最大値が最大心拍数（HRmax）です。しかしながら、本当の最大値を見つけ出すことは至難の業です。なぜなら、死に至る危険性があるからです。そのため、最大の値は推定します。多く用いられている計算方法は、年齢を基準にしたものです。HRmaxは、220－年齢という式で求めることができます。例えば、20歳の方であれば、200拍です。

　このHRmaxを用いて、運動強度を評価する方法があります。運動時の心拍

数がHRmaxの何％であるかを計算して運動強度を評価したり、HRmaxの何％であるかをあらかじめ求めておいて、運動時の心拍数の目安としたりするものです。特に、60～80％での運動が推奨されます。一般に「60％から80％HRmaxの運動が好ましい」などと表現されます。

最大心拍数とは、運動時心拍数÷最大心拍数×100の式によって求められます。

％最大心拍予備（％HRmax reserve）

私たちは日常生活においてすべての力を発揮しているわけではありません。したがって、残りの機能は使われずに遊んでいるのです。正しくは遊んでいるのではなく、緊急事態などのいざというときのために備えているのです。もちろん、運動やスポーツにもそれが必要となります。最大の能力と安静時に使われている能力の差は、活動に備えて準備されている能力という意味で「予備力」と呼ばれています。

運動不足やベッドレストや宇宙での滞在を続けていると、この予備力が次第に減少していきます。しかし急激に減少するのではなく、徐々に減少していき、減ったことに気がつきにくいのです。

このように、運動などの身体への刺激がない状態は身体の機能低下を引き起こします。我々がヒトとしての機能を維持し、人間らしく生きるために積極的

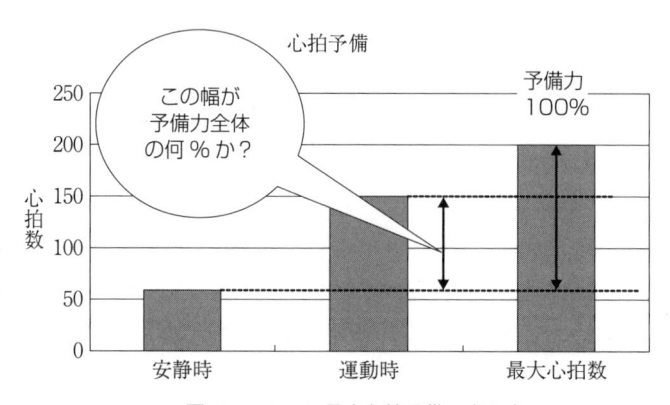

図10-10　％最大心拍予備の考え方

に運動を取り入れる必要がある理由です。

　この％最大心拍予備（％HRmax reserve）という運動強度の評価方法は、自分の身体を安静にしているときの心拍数は何もしなくとも使われているのだから、運動の評価には使わないということです。そのため、最大心拍数から安静時の心拍数を引いてしまいます。この差分が予備力にあたります。そして、安静時からみて運動しているときに上乗せとなった増加分が、その予備力の何％を占めるかを計算しているのです。

　最大心拍予備とは、（運動時心拍数－安静時心拍数）÷（最大心拍数－安静時心拍数）×100の式によって求められます。

　最大心拍予備を用いた場合、50〜70％での運動が推奨されます。50〜70％HRmax reserveの運動が好ましいのです。

　この％HRmaxと％HRmax reserveの違いとしては、％HRmaxは、計算が手軽にできる利点があります。一方、％HRmax reserveは多少計算が煩雑ですが、最大酸素摂取量をもとにした％$\dot{V}O_2$maxに近似するという利点があります。

運動の頻度について

　運動をどの程度の頻度で行えばよいのでしょう。

　私たちは経験的にも頻繁に運動を行っていない状態では、筋肉痛やケガが多いことを知っています。世の中のお父さんが、子どもの運動会に参加して、アキレス腱を切ったり肉離れを起こしたりするということを耳にした方も多いのではないでしょうか。

　図10-11は運動の頻度と効果に関する模式図です。上から週に1回の運動、3日に1回の運動、2日に1回の運動を行っていることを示しています。グラフの白い部分が運動の効果を示しています。灰色の部分は運動の疲労を示しています。

　この図に示したように、週1回では筋肉痛が多く、疲れるばかりで効果はすぐに消えてなくなります。3日に1度の頻度であれば、効果は残るようですが、あまり顕著ではありません。2日に1度の運動であれば、効果は充分で疲労も残らなくなるといった具合です。

(a)

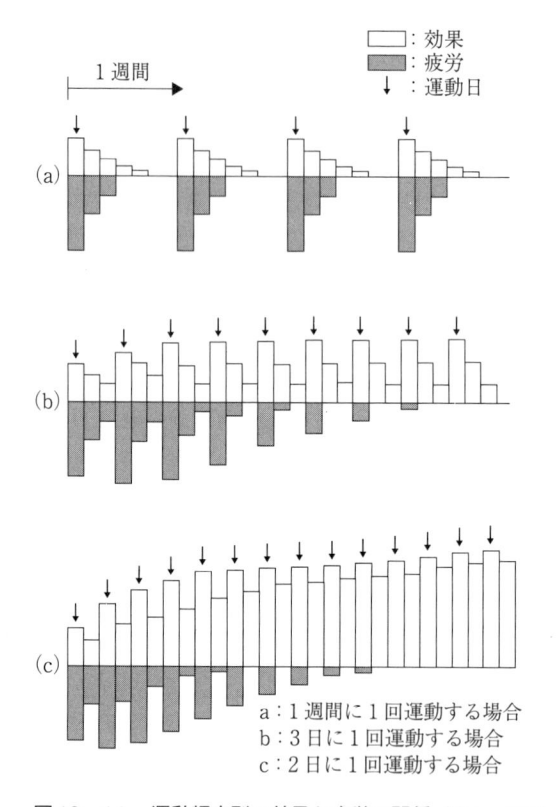

(b)

(c)

a：1週間に1回運動する場合
b：3日に1回運動する場合
c：2日に1回運動する場合

図10-11　運動頻度別の効果と疲労の関係（池上，1987）

　運動に対して休養を何日とるのが好ましいのかは、運動強度に大きく依存しますし、個人の健康状態、体力水準にもよるでしょう。是非とも自分の身体に応じた、運動の「さじ加減」をしていただきたいと思います。
　有酸素運動の場合、頻度が高いほうが身体も運動に良くなじみ効果も大きいようです。図で示したように、頻繁に運動を行うことができるのであれば言うことはありません。しかしながら、現代社会に生きている私たちが、運動を毎日行うことは容易なことではありません。だからこそ、生活の中でMETSの高いような日常の行為、つまり、階段を上ったり、こまめに身体を動かしたりなどの活動を積極的に取り入れることが、重要になってくるのです。

【参考文献】

エドワード・フォックス『選手とコーチのためのスポーツ生理学』東京、大修館書店、1982
池上晴夫『運動処方の実際―適正運動量はこうして決める―』東京、PH選書、大修館書店、1987
池上晴夫『新版運動処方―理論と実際―』東京、朝倉書店、1990
下方浩史『体脂肪分布―腹部型肥満の基礎と臨床―』東京、杏林書院、1993
湯浅景元『体脂肪―脂肪の蓄積と分解のメカニズム―』東京、山海堂、1996
健康科学木曜研究会編『現代人のエクササイズとからだ』京都、ナカニシヤ出版、1998
厚生労働省「運動施策の推進、健康づくりのための運動指針2006（エクササイズガイド2006）」
　http://www.mhlw.go.jp/bunya/kenkou/undou.html

おわりに

　人間の身体は、使用頻度に応じて衰えていきます。私たちの身体の筋肉は、総エネルギー消費の約36％を消費しています。人間の身体は原始生活に適していますので、使わないものは不要だと見なされます。そして、どんどん捨てられます。なぜなら、身体にあるだけでエネルギーを使うからです。筋肉は使わないと捨てられる代表です。そのため、使わないと次第に筋肉がなくなり、確実に衰えていくのです。いわゆる廃用性症候群です。最初は「面倒くさい」といってゴロゴロしていたものが、次第に筋力低下に陥り、いつの間にやら「動くのがつらい」という状態になります。この時には、筋肉の萎縮や関節の拘縮が進んでいます。この動作の困難さは、日常生活動作の意欲を低下させます。さらに「身体を動かさない」という状況になるのは間違いありません。さらに運動機能が低下していく負のスパイラルに陥ってしまうのです。

　このように、運動の刺激を取り入れない人は、不活発になることは間違いありません。不活発は日常生活動作（ADL: Activities of Daily Living）の低下につながります。ADLとは、食事を摂ったり、着替えたり、排泄や入浴、身だしなみなど、生きていくうえで最も基本となる身辺処理のことです。生活範囲が狭くなると日常の刺激が限定され、活力のある生活が難しくなります。

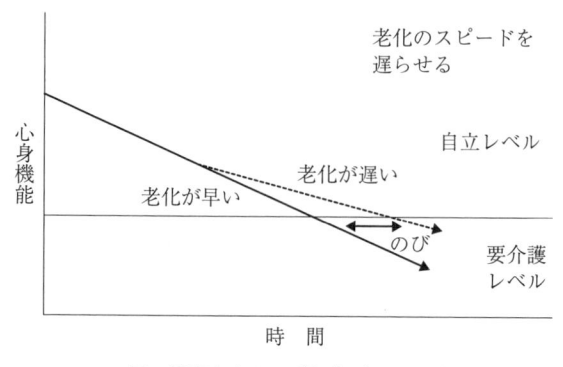

図　健康寿命ののばし方（辻，2004）

老化のスピードは人によって異なります。このスピードを遅らせることができれば、健康で過ごせる期間が延びるはずです。私たちは日常生活の中に運動を取り入れて、機能低下が生じないようにする必要があるのです。日常の心がけで老化を遅らすことができるはずです。

　クオーリーズ（QALYs: Quality Adjusted Life Years）という言葉があります。質で調整した生存年数という意味です。

　例えば、病気を患った人に人工肛門の選択をしてもらう必要があるとします。人工肛門をつける場合は生存年数が延びますが、つけない場合は生存年数は延びません。しかし、人工肛門をつけた場合には、日常生活の制限がかかるでしょう。

　また、進行期の咽頭ガンを患ったとしましょう。外科手術によって声帯を摘出すれば、10年間の生存が保証されるとしましょう。しかしながら、自らの声を出すことができなくなります。逆に、放射線治療を選択した場合は、自らの声帯を温存することができます。かすれ声でも、自分の声を失うことはないのです。ただし、ガンを取り除くわけではないので7年程度しか生存が保証されないかも知れません。

　このような選択肢が与えられて、患者さんが放射線治療を選択したとします。この患者さんは、「3年分の自分の命」と「自分の声」を天秤にかけているのです。命の長さと生活の質を交換しているわけです。

　これが質で調整した生存年数、クオーリーズです。自分の人生の長さと、自分の持ち得る機能を天秤にかけているのです。それぞれの人が個人のレベルで生活の質を考えながら人生を全うしていくということです。

　私たちは人生を何年生きたかだけではなく、どのように生きるのかを考える必要があります。クオリティ・オブ・ライフ（QOL：Quality of Life）は、人がどれだけ人間らしい望み通りの生活を送ることができているかを示すものさしです。自分たちの日常での生活時間、如何に毎日を過ごすかによって、これから先の人生における生活の質が決められるといっても過言ではないでしょう。

　私たちは素晴らしい科学技術を手にすることができました。しかしながら、その科学技術に寄りかかるのではなく、自らが本来もっている能力を使いなが

ら、生きていきたいと思いませんか。身体を動かすことは、自分らしく生きるための投資のようなものです。効率が求められる現代社会では、運動に時間を割くことは、大変なことかもしれません。私たちの人生をより豊かにするために、そして、自分の人生を納得のいくものにするために何が必要なのかを考えたいものです。

【参考文献】
久道茂『公衆衛生の責任―これからの保健・医療をめざして―』宮城、東北大学出版会、2000
辻一郎『のばそう健康寿命』東京、岩波アクティブ新書、2004

謝　辞

　大学院を修了して、ずいぶん時間が経ちました。徳永幹雄九州大学名誉教授には、在学中の論文指導を通じて丁寧に文章を書くことを学ばせていただきました。小宮秀一九州大学名誉教授には、大学での講義の組み立てを教えていただきました。九州大学の大柿哲朗教授には、ネパールの活動を通じて人間の幸せを考えさせていただきました。深く御礼申し上げます。

　日本体育大学の楠本恭久教授には、いつも人生の岐路で相談にのっていただき、九州大学への進学を勧めていただきました。長田一臣日本体育大学名誉教授には、哲学をもって生きることを教えていただいたと思っております。心より御礼を申し上げます。

　NPO法人ハートオブゴールドの千葉義信先生には、人生を左右するカンボジアでの体験をさせていただきました。また、キングエドワード財団の池田ひろみ先生には、公私にわたり本当にお世話になりました。有り難うございました。

　現代社会において狩猟採集民の身体をもつ私たちが、文明と共存し健やかに生きるために何が必要なのかを考える。本書がその端緒になれば、これ以上の幸せはありません。

　最後に、本書の出版にあたり、多大な協力を頂いた株式会社大学教育出版の佐藤守氏、安田愛氏に感謝申し上げます。

2012年4月

鍋谷　照

■著者略歴

鍋谷　照（なべたに　てる）
九州大学大学院人間環境学研究科修了、博士（人間環境学）
現職　静岡英和学院大学人間社会学部教授

主な著書
『健康と競技のスポーツ心理』（徳永幹雄編、不昧堂出版、2002年）、『身体組成研究の基礎と応用』（ロッシュ、ハイムズフィールド、ローマン編、小宮秀一監訳、大修館書店、2001年）

健康行動論

2012年5月30日　初版第1刷発行
2015年4月1日　初版第2刷発行

■著　　者──　鍋谷　照
■発 行 者──　佐藤　守
■発 行 所──　株式会社 大学教育出版
　　　　　　　〒700-0953　岡山市南区西市855-4
　　　　　　　電話 (086)244-1268(代)　FAX (086)246-0294
■Ｄ Ｔ Ｐ──　難波田見子
■印刷製本──　モリモト印刷(株)

© Teru Nabetani 2012, Printed in Japan
検印省略　落丁・乱丁本はお取り替えいたします。
本書のコピー・スキャン・デジタル化等の無断複製は著作権法上での例外を除き禁じられています。本書を代行業者等の第三者に依頼してスキャンやデジタル化することは、たとえ個人や家庭内での利用でも著作権法違反です。

ISBN978-4-86429-154-5